Prof. Dr. Michaela Döll · Dr. Hardy Walle

Vitalstoffe
von **A** bis **Z**

W0176850

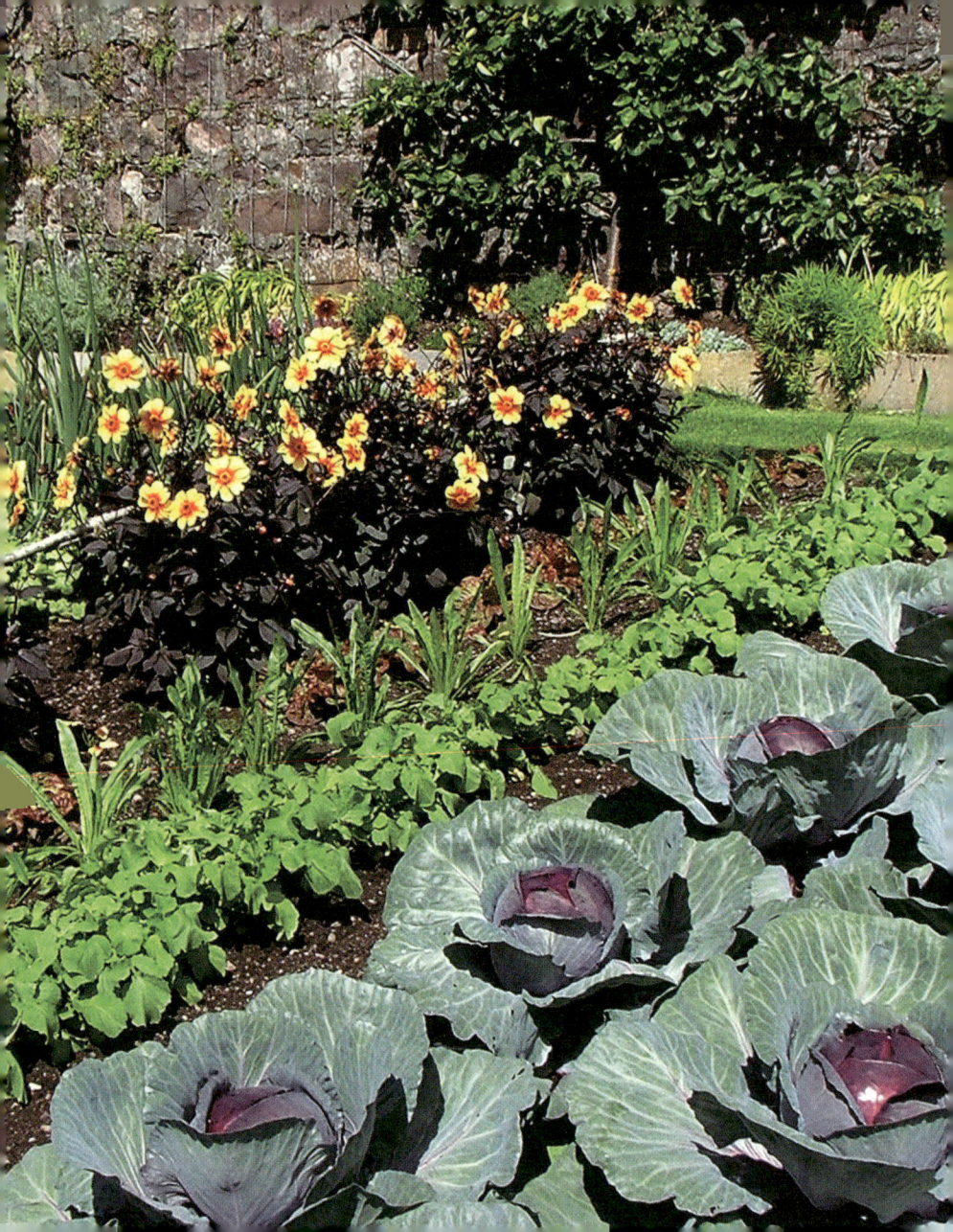

Prof. Dr. Michaela Döll
Dr. Hardy Walle

Vitalstoffe
von A bis Z

Gesund und fit mit
wertvollen Vitaminen,
Mineralstoffen und
Spurenelementen

HERBiG

Bildnachweis:
S. 2 Bkroll – wikipedia.org; S. 15 Man Vyi; S. 21 Stephen Ausmus; S. 83 Morn;
S. 131 Mike Witschel; S. 138 Karelj; Fotolia.com: S. 28 WavebreakMediaMicro;
S. 38 Maximilian Nerb; S. 48 Wolfgang Herget; S. 61 Ernst Fretz; S. 72 HLPhoto;
S. 92 robynmac; S. 113 pass; S. 122 Yuri Arcurs; S. 155 Marco Mayer

Wichtige Hinweise:
Die Wissenschaft ist ständig im Fluss. Die vorliegenden Informationen beruhen auf
gründlicher Recherche der Autoren. Ziel des Buches ist es, die modernen Erkenntnisse
der Ernährungsmedizin aufzuzeigen, wobei die Betreuung durch einen Therapeuten
hiermit nicht ersetzt werden soll. Alle Angaben, Empfehlungen und Informationen sind
ohne jegliche Verpflichtung oder Garantie seitens der Autoren.
Für die Angaben zu den aufgeführten Produkten kann weder seitens der Autoren noch
seitens des Verlages eine Gewähr übernommen werden. Der Leser sollte in jedem Fall
seinen Therapeuten um Rat fragen, verordnete Medikamente nicht eigenmächtig
absetzen und die Anwendung der hier genannten Präparate mit Hinblick auf seinen
speziellen Bedarfsfall vom betreuenden Therapeuten prüfen lassen.

Besuchen Sie uns unter:
www.herbig-verlag.de
www.fitness-gesundheit-antiaging.de

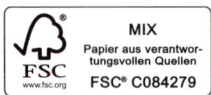

2. Auflage 2012

Umschlaggestaltung: Wolfgang Heinzel
Lektorat und Bildredaktion: Dagmar von Keller
Satz: Birgit Veits
Gesetzt aus der 9,5/13,5 Utopia
Druck und Binden: Finidr s.r.o.
Printed in the EU
ISBN 978-3-7766-2663-6

Inhaltsverzeichnis

Inhaltsverzeichnis

Vorwort

Vitalstoffe sind im wahrsten Sinn des Wortes »in aller Munde«. Wer sich für Gesundheit, Fitness und Anti-Aging interessiert, trifft im Zuge seiner Recherchen und Bemühungen um das »Gewusst wie« immer wieder auf Mikronährstoffe, z. B. bestimmte Vitamine oder Mineralstoffe, die wichtige Funktionen im menschlichen Körper zu erfüllen haben und demzufolge unverzichtbar für den Erhalt der körperlichen und geistigen Gesundheit sind. Im Zuge dieses Bewusstseins bemüht sich der eine oder andere um eine gesunde Ernährung. Aber wie sieht eine solche tatsächlich aus? Genügt es wirklich, täglich einen Apfel zu essen? Welche Rolle spielen die Vitalstoffe nun tatsächlich und welcher Bedarf besteht konkret – in Abhängigkeit von den ganz persönlichen Faktoren? Gibt es in der heutigen Zeit wirklich keine Mangelzustände und wenn doch, woran erkennt man diese? Was hat es mit der »Orthomolekularen Medizin« auf sich?

Diese Fragen beantworten wir in den folgenden Abschnitten dieses Buches, wobei wir die interessantesten Mikronährstoffe alphabetisch abhandeln und dem Leser somit auch eine zielgerichtete Nachschlagemöglichkeit bieten. Des Weiteren haben wir uns darum bemüht, auch auf die erhöhten Bedarfszustände bei bestehenden Erkrankungen oder der Anwendung von Medikamenten einzugehen, denn in diesen Fällen ist eine ausreichende Versorgung mit Vitalstoffen besonders wichtig. Ebenso legen wir Kriterien dar, die bei der Auswahl von Nahrungsergänzungsmittel berücksichtigt werden sollten.

Vielleicht machen Sie persönlich ja alles richtig oder – andere Möglichkeit – Sie erkennen Ihr persönliches »Risikoprofil« zur Ausbildung eines Mangels wieder. In jedem Fall, so hoffen wir, können Sie von diesem Buchinhalt profitieren. Und denken Sie daran: Der berühmteste Arzt des Altertums, Hippokrates (460–370 v. Chr.), riet schon damals: »Lass Nahrung deine Medizin sein und Medizin deine Nahrung.«

In diesem Sinn wünschen wir Ihnen bereichernde, informative Lesestunden!

Prof. Dr. Michaela Döll
Dr. Hardy Walle

Vitalstoffe – einen Mangel kann sich der Körper nicht leisten

In den Industriestaaten leben wir heutzutage im Überfluss: Noch nie gab es eine so vielfältige Auswahl an Lebensmitteln, zugleich hatten noch nie zuvor in der Menschheitsgeschichte so viele Menschen mit Übergewicht und Fettsucht zu tun. Daraus lässt sich allerdings nicht ableiten, dass wir auch mit lebensnotwendigen Vitalstoffen (Mikronährstoffe: Vitamine, Mineralstoffe, Spurenelemente) bestens versorgt sind. Nein, eher das Gegenteil ist der Fall: Die bevorzugte hoch kalorische Kost liefert zwar jede Menge Kohlenhydrate und Fette, aber gleichzeitig werden die genannten Mikronährstoffe nicht in ausreichendem Maß zugeführt. Dennoch sind ausgeprägte Mangelzustände mit typischen Begleiterscheinungen (z. B. Skorbut bei einem Mangel an Vitamin C) hierzulande kaum beobachtbar – besteht also gar kein Mangel?

Problematisch und weitverbreitet sind sogenannte suboptimale Versorgungsgrade, die eben nicht durch die klassischen Mangelsymptome auffallen, sondern sich kaum bemerkbar machen. Allerdings kann in diesen Fällen der Körperstoffwechsel schon erheblich beeinträchtigt, das Immunsystem geschwächt sein, die Leistungsfähigkeit nachlassen und die Anfälligkeit für Krankheiten zunehmen – ganz ohne die typischen Symptome, die klar auf ein Defizit hinweisen. So sind die lebensnotwendigen Vitamine, Mineralstoffe und Spurenelemente beispielsweise an enzymatisch und hormonell gesteuerten Reaktionen beteiligt, auch die Aktivität des Herzmuskels, die Sehfähigkeit, die Nervenfunktionen, die Abwehrfunktionen und die Blutbildung werden durch diese Vitalstoffe mitbeeinflusst. Einige der Mikronährstoffe sind für die Gesunderhaltung der Haut, Haare und Knochen von Bedeutung. Auch Zellteilung und Gewebsregeneration sind von solchen Vitalstoffen abhängig.

Somit ist die tägliche und ausreichende Versorgung des Körpers mit Vitalstoffen eine notwendige Voraussetzung für die Gesunderhaltung und ebenso wichtig für die Unterstützung des Körpers bei bereits bestehenden Erkrankungen. Und gerade weil ein Mangel sich oft erst sehr spät bemerkbar macht, ist es umso wichtiger, auf eine gesunde Ernährung und die ausreichende Versorgung des Körpers mit Vitalstoffen zu achten.

Jeder lebt in seinem eigenen »Mikrokosmos«, und dieser ist geprägt von persönlichen Lebensstilfaktoren: Die einen sind jung und noch im Wachstum, essen gerne Fast Food und trinken gerne Alkohol oder rauchen. Andere sind chronisch krank und müssen täglich Medikamente einnehmen. Wieder andere treiben viel Sport und gehen gerne in die Sauna. Es gibt Menschen, die haben einen ausgeglichenen Tagesablauf und andere sind permanent im Stress und stehen unter Leistungsdruck. Natürlich wirken sich diese Einflussgrößen auf den körpereigenen Stoffwechsel aus, und somit bestehen auch hinsichtlich des Nährstoff- und speziell des Mikronährstoffbedarfs teilweise erhebliche Unterschiede. Diese gilt es schließlich zu berücksichtigen und insofern sind pauschale Zufuhrempfehlungen mit Vorsicht zu genießen.

Trotzdem sprechen die Deutsche Gesellschaft für Ernährung (DGE), die Österreichische Gesellschaft für Ernährung (ÖGE) und die Schweizer Gesellschaft für Ernährung (SGE/SVE) gemeinsam für alle Personen gültige

Aufnahmeempfehlungen für Mikronährstoffe aus, die letztlich auch die Grundlage für die Beurteilung der Vitalstoffversorgung in Deutschland sind – doch dabei geht es wirklich sehr »pauschal« zu. Die offiziellen Bedarfsempfehlungen berücksichtigen beispielsweise nicht, ob wir im dicksten Umweltsmog zu Hause sind oder auf dem Land leben, ob wir zu den »Sonnenanbetern« gehören oder einen stressigen Alltag haben. Auch die Einnahme von Medikamenten wird hier nicht berücksichtigt, obwohl die von ganz erheblichem Einfluss auf den persönlichen Mikronährstoffbedarf sein kann. Daher gibt es im persönlichen Einzelfall häufig erhöhte Bedarfszustände, denen mit den allgemeinen Zufuhrempfehlungen nicht Rechnung getragen wird.

Tabelle 1: Lebensstilfaktoren, die den Bedarf an Vitalstoffen erhöhen (Beispiele)

- Schwangerschaft, Stillzeit
- Wachstum, Entwicklung
- Alter
- Chronische und akute Erkrankungen
- Diäten, Fastenkuren
- Übergewicht
- Medikamenteneinnahme
- Rauchen, Alkoholkonsum
- Umweltgifte
- Sauna

- ■ Sonnenexposition
- ■ Sport
- ■ Stress, Leistungsdruck

Orthomolekulare Medizin – was ist das?

Wissenschaftlich erforscht wird die Wirkung von Mikronährstoffen auf den Körper durch die orthomolekulare Medizin (Vitalstoff-, Mikronährstoffmedizin). Sie befasst sich mit der Wirkung von Vitaminen, Mineralstoffen, Spurenelementen und anderen Substanzen (Tabelle 2), die sich in der Vorbeugung, aber auch in der begleitenden Behandlung von Krankheiten günstig auswirken können.

Der Begriff »Orthomolekulare Medizin« (ortho: gut, richtig; molekular: kleinste Bausteine) geht im Wesentlichen auf den amerikanischen Biochemiker und zweifachen Nobelpreisträger Linus Pauling zurück. Er hat die orthomolekulare Therapie wie folgt definiert: Krankheiten verhüten, bessern oder heilen, indem man die molekulare Konzentration von Stoffen, die normalerweise im Körper vorhanden sind, sinnvoll variiert.

Die Dosierungsempfehlungen, die Orthomolekularmediziner aussprechen, liegen in der Regel über den von der DGE (ÖGE; SGE/SVE) festgesetzten Pauschalempfehlungen. Das ist letztlich nicht verwunderlich, denn während es in diesen offiziellen Zufuhrempfehlungen um die Vermeidung eines Vitalstoffmangels geht, ist es das Anliegen der orthomolekularen Medizin, Erkrankungen zu vermeiden bzw. den Genesungsprozess positiv zu beeinflussen, was in der Regel höhere Dosierungen erfordert. Mit der »üblichen« Ernährung ist es bei solchen Bedarfszuständen schwierig, die erforderlichen Vitalstoffmengen über die tägliche Kost aufzunehmen. Daher werden in der orthomolekularen Medizin oft »Pillen und Co.« empfohlen.

Tabelle 2: Substanzen, die in der orthomolekularen Medizin eingesetzt werden

- Vitamine (z. B. B-Vitamine, Vitamine C und E)
- Vitaminähnliche Stoffe (z. B. L-Carnitin, Coenzym Q 10)
- Mineralstoffe (z. B. Magnesium, Kalzium)
- Spurenelemente (z. B. Selen, Chrom, Zink)
- Aminosäuren (Eiweißbausteine)
- Fettsäuren (z. B. Omega-3-Fettsäuren)
- Pflanzenextrakte und bioaktive Pflanzeninhaltsstoffe (z. B. Polyphenole wie die Bioflavonoide)
- Pro- und Prebiotika (z. B. Laktobazillen, Bifidobakterien bzw. Inulin)

Diese Mikronährstoffmedizin kann ein wichtiges Bindeglied zwischen der Schulmedizin und der modernen Ernährungsmedizin sein, wobei der sinnvolle Einsatz von Vitaminen, Mineralien und Spurenelementen auch in der Schulmedizin eine Rolle spielt. So verordnen Ärzte beispielsweise schon seit Langem Jod zur Vorbeugung von Schilddrüsenerkrankungen, Kalzium zur Vorbeugung oder auch Behandlung der Osteoporose und Magnesium zur Vorbeugung oder Therapie von Muskelkrämpfen.

Erwähnenswert sind in diesem Zusammenhang die große therapeutische Breite und die allgemein gute Verträglichkeit der orthomolekularen Substanzen. Trotzdem gibt es – vor allem im höheren Dosierungsbereich – einiges zu beachten, was die Betreuung durch medizinisches Fachpersonal ratsam erscheinen lässt. Daher ist es sinnvoll, sich bei der Auswahl geeigneter Präparate (Kombination, Dosierung) durchaus auch von fachkundigen Therapeuten beraten zu lassen. Die im Folgenden aufgezeigten Vorkommen der Mikronährstoffe in Lebensmitteln, ihre Aufgaben und Bedeutung, die persönlichen Bedarfszustände und letztlich auch Mangelsymptomatiken dürften allerdings für jeden Leser von Interesse sein. Sie bieten eine Fülle an Tipps, worauf man in der Ernährung und auch bei der Auswahl von Nahrungsergänzungsmitteln achten sollte.

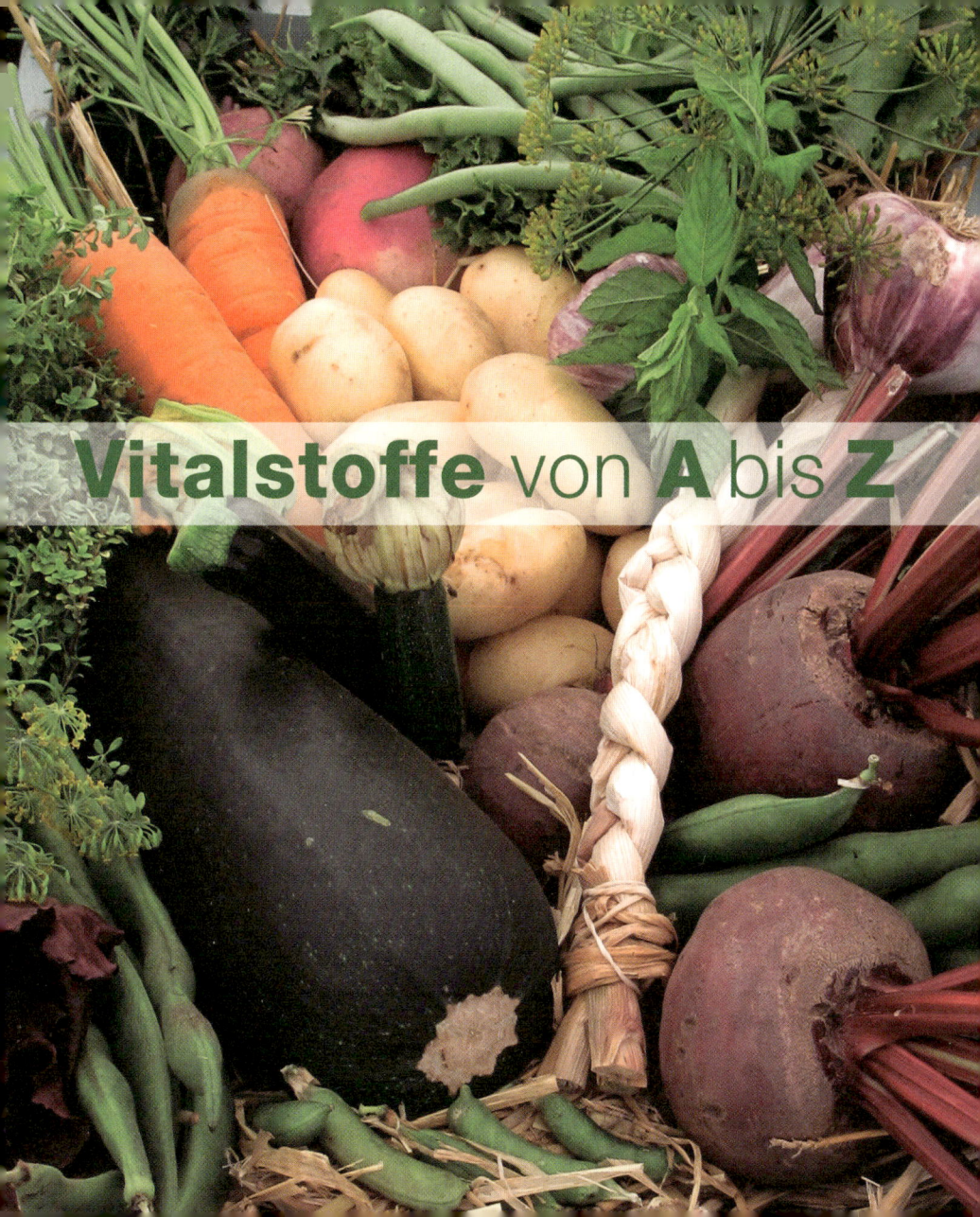

Vitalstoffe von A bis Z

A wie Acerola und Vitamin A

Acerola – »Vitamin-C-Bombe« aus den Tropen

Vorkommen und Bedeutung

Die Acerolakirsche ist die rote Steinfrucht eines Strauchs, der in Zentral- und Südamerika, aber auch in der Karibik beheimatet ist. Die roten »Kirschen« wachsen an bis zu 3 Meter hohen Sträuchern, die den Malpighiengewächsen zugeordnet werden. Das besonders Interessante an den Acerolakirschen ist zweifelsohne der herausragende Gehalt an Vitamin C. In 100 Gramm essbarem Anteil sind bis zu 1,7 Gramm des wertvollen Vitamins enthalten. Dagegen »verblassen« beispielsweise Zitrusfrüchte, die üblicherweise als gute Vitamin-C-Quelle eingestuft werden, mit einem Vitamin-C-Gehalt von etwa 50 mg pro 100 g Frucht (Tabelle 3).

Der Saft der Acerolakirsche wird daher auch zur Vitaminisierung von Fruchtsäften oder getrocknet als Pulver zur Herstellung von Vitamin-C-haltigen Nahrungsergänzungsmitteln verwendet. Die in der Frucht enthaltenen bioaktiven Begleitstoffe (z. B. Bioflavonoide) können dabei die zellschützende Wirkung von Vitamin C um ein Vielfaches verstärken; dieser Verbund ist in seiner Wirkung als Antioxidans (Radikalfänger) effizienter als ein synthetisch hergestelltes Vitamin C.

Freie Radikale sind kleine Teilchen, die im Stoffwechsel entstehen und die Zellen schädigen können. Sie stehen im Verdacht, an der Entstehung zahlreicher Erkrankungen (z. B. Herz-Kreislauf-Erkrankungen, Nerven-,

Augen-, Gelenkerkrankungen, Krebs) mitbeteiligt zu sein, daher kommt den Antioxidantien bei der Gesundheitsvorsorge eine besonders wichtige Bedeutung zu.

Tabelle 3: Vitamin-C-Gehalt ausgewählter Früchte im Vergleich	
Frucht	**Vitamin-C-Gehalt (mg/100 g Frucht)**
Bananen	10–15
Äpfel	10–25
Beerenfrüchte	30–50
Orangen	50
Sanddornbeeren	400–500
Hagebutten	1000–1100
Acerolakirschen	1500–1700

Für wen ist die Acerola-Frucht besonders hilfreich?

Personen, die einen erhöhten Bedarf an Vitamin C haben, können von dieser Frucht besonders profitieren. Hierzu zählen vor allem Menschen, die unter vermehrtem Leistungsdruck, Stress und besonderer Belastung arbeiten, denn in diesen Situationen verbraucht der Körper besonders viel Vitamin C. Auch zur Stärkung der körpereigenen Abwehr und damit zur Infektvorbeugung ist Acerola sehr gut geeignet. Zudem eignet sich der Verzehr der Früchte bzw. des Fruchtextraktes bei Personen, die einer verstärkten Bildung von freien Radikalen (z. B. unter dem Einfluss von

Umweltgiften, UV-Belastung, Rauchen, sportliche Aktivität) ausgesetzt sind, denn die in Acerola enthaltenen natürlich vorkommenden Antioxidantien (Vitamin C, Bioflavonoide) können einen wichtigen Beitrag zum Zellschutz leisten.

Worauf Sie bei der Auswahl von Acerola-Produkten achten sollten

Die in den Acerolakirschen natürlich vorkommenden bioaktiven Pflanzeninhaltsstoffe (Bioflavonoide) können die Zellschutzwirkung von Vitamin C um ein Vielfaches verbessern. Daher wirkt das in den Früchten enthaltene Vitamin C besonders effizient. Der Verbund aus Vitamin C – das auch zusätzlich noch in eine solche Kombination eingearbeitet werden kann – und sekundären Pflanzeninhaltsstoffen wie z. B. Zitrusbioflavonoide und Anthocyane bietet einen besonderen Wirksynergismus und ist in jedem Fall einem reinen Vitamin C deutlich überlegen. Achten Sie daher bei der Auswahl geeigneter Präparate auf die Angaben zu den bioaktiven Pflanzeninhaltsstoffen.

> TIPP »An apple a day keeps the doctor away« – das ist in der heutigen Zeit eine fragwürdige Empfehlung, denn die neuen Apfelsorten enthalten kaum noch Bioflavonoide, da diese in den neuen Apfelzüchtungen aus Gründen der einfacheren Weiterverwertung (z. B. Saftherstellung) zum Großteil eliminiert wurden.

Vitamin A und seine Vorstufe Betacarotin – Multitalente in Sachen »Schutz«

Das sind die Aufgaben des Vitamins und seiner Vorstufe

Vitamin A (auch Retinol genannt) ist als »Augenvitamin« bekannt, weil es für den »Sehpurpur« und damit für den Sehvorgang von Bedeutung ist. Vitamin A ist zudem für die normale Zellteilung und das Wachstum von Gewebe sowie die Knochenentwicklung wichtig und schützt unsere Schleimhäute (z. B. im Atmungs- und Verdauungstrakt) vor dem Eindringen von Krankheitserregern. Nicht zuletzt für die Entwicklung der Spermien und der Eizellen – und damit für die Fortpflanzung – wird Vitamin A benötigt.

Das orangegefärbte Betacarotin (zur Gruppe der Carotinoide gehörend) ist die Vorstufe von Vitamin A (= Provitamin A) und kann im Körper in dieses Vitamin umgewandelt werden, wenn Bedarf besteht. Dabei gibt es eine Rückkopplung zwischen Vitamin A und Betacarotin: Ist im Körper viel Vitamin A vorhanden, wird nur wenig Betacarotin in das Vitamin überführt. Das hat den Vorteil, dass der Körper nicht mit zu viel Vitamin A, das bei Überdosierung die Leber schädigen kann, überfrachtet wird.

Betacarotin ist jedoch auch in seiner Form als Provitamin A für das Sehvermögen von Bedeutung, denn schließlich ist dieser gelbe Farbstoff Bestandteil der »Macula lutea« (»gelber Fleck«) – das ist die Stelle des Scharfsehens in der Netzhaut. Des Weiteren stimuliert das Carotinoid die körpereigenen Abwehrtruppen, spielt eine wichtige Rolle für den Informationsaustausch zwischen den Zellen und die Tumorüberwachung. Als

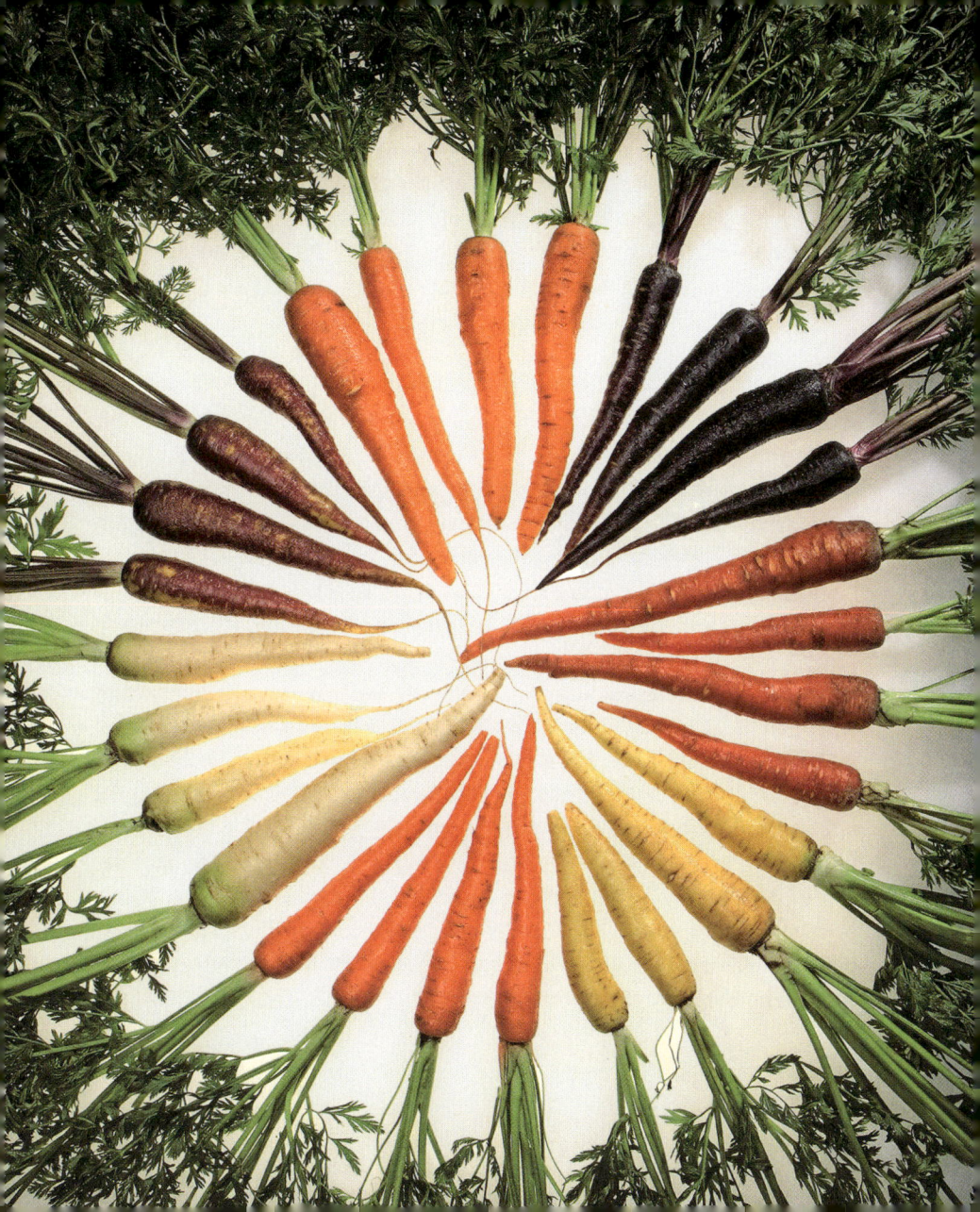

Antioxidans ist Betacarotin weitaus besser wirksam als Vitamin A und kann somit schädliche freie Radikale, die z. B. durch UV-Licht vermehrt entstehen, effizient inaktivieren. Daher kommt Betacarotin auch als »innerer Lichtschutzfaktor« in der Praxis zur Anwendung.

Vorkommen, Verwertung und Bedarf

Vitamin A ist ausschließlich in tierischen Produkten zu finden, in hoher Konzentration beispielsweise in Innereien und Eiern (Eigelb). Die Carotinoide – vor allem Betacarotin – sind dagegen im Pflanzenreich weitverbreitet (Tabelle 4), denn schließlich nutzen die Früchte und Blüten diese »Schutzschirmchen« zur Verteidigung (z. B. vor UV-Licht, Ozon, Luftschadstoffe). Besonders reich an Carotinoiden (und speziell Betacarotin) sind Karotten, Spinat, Brunnenkresse, Grünkohl, Paprika sowie Hagebutten, Aprikosen und Melonen.

Sowohl die Verwertung von Vitamin A als auch jene von Betacarotin wird durch Fette und Gallensäuren begünstigt, daher sollte zur besseren Aufnahme immer auch etwas Fett verzehrt werden. Reines »Möhrenknabbern« (ohne Fett) bringt folglich hinsichtlich der Verwertung des dort vorkommenden Betacarotins wenig.

Interessant ist auch, dass sich eine ungenügende Eiweißzufuhr nachteilig auf die Vitamin-A-Versorgung auswirken kann, denn für den Transport von Vitamin A aus dem Speicherorgan Leber wird Eiweiß als »Taxi« benutzt – fehlt das Protein, dann verbleibt das Vitamin in der Leber und kann vom Körper nicht genutzt werden.

Die DGE empfiehlt für Erwachsene die Zufuhr von 0,8 mg (Frauen) bis 1,0 mg (Männer) Vitamin A (Retinoläquivalent) pro Tag.

Vitalstofftherapeuten (Orthomolekularmediziner) empfehlen die tägliche Zufuhr von deutlich höheren Dosierungen, wobei diese »Hochdosistherapie« (≫1,0 mg Retinoläquivalent pro Tag) zwingend in die Hand des Arztes gehört, da höhere Zufuhrmengen (>3 mg pro Tag) ernst zu nehmende toxische Wirkungen (z. B. eine Leberschädigung) entfalten können.

Tabelle 4: Auswahl an Lebensmitteln, die in etwa die offiziell empfohlene (DGE) tägliche Zufuhrmenge von 0,8 bis 1,0 mg (Tagesempfehlung für Erwachsene) an Vitamin A (Retinoläquivalent) enthalten

Lebensmittel	Menge
Leber	10 g
Butter	150 g
Thunfisch	200 g
Mozzarella	300 g
Joghurt	2900 g
Milch	3 Liter

»Ich sehe was, was du nicht siehst« – so kann sich ein Vitamin-A-Mangel äußern

Die Folgen eines Vitamin-A-Mangels können sich in einer Beeinträchtigung des Sehvermögens (z.B. Störung der Hell-Dunkel-Anpassung, Nachtblindheit) sowie in Geruchs- und Geschmacksstörungen äußern. Auch einige Formen von Hörstörungen stehen im Verdacht, durch einen Mangel an Vitamin A verursacht zu sein.

Ebenso kann trockene, schuppige Haut oder eine frühzeitige Ergrauung der Haare durch ein Defizit begünstigt werden. Auch die Schleimhäute im Atemwegstrakt oder der Mundhöhle können leiden und zu entzündlichen Prozessen neigen; zudem kann das Risiko für Erkältungen und Atemwegserkrankungen ansteigen.

Unter dem Einfluss der unzureichenden Vitaminversorgung kann die Entwicklung von Samen- und Eizellen in eine »Schieflage« geraten und zu Fruchtbarkeitsstörungen führen. Bei Kindern kann ein Vitamin-A-Mangel Wachstums- und Gedeihstörungen verursachen, bei Frauen wird auch die Begünstigung der Osteoporose unter einer unzureichenden Vitamin-A-Versorgung diskutiert.

Tabelle 5: Mögliche Vitamin-A-Mangelsymptome	
Augen	Störung der Dunkel-Anpassung, Blendempfindlichkeit, Nachtblindheit, Erblindung

Sinne	Verlust des Geruchs-, Geschmacks- und Gehörsinns
Haut, Schleimhäute	Trockenheit, Verhornung, Entzündungen
Knochen, Zähne	Wachstumsstörungen, Zahnentwicklungsstörungen (Kinder), Osteoporose
Fruchtbarkeit	Störung der Entwicklung der Keim- zellen, Unfruchtbarkeit
Immunsystem	Abnahme der Abwehrkraft, erhöhte Infektionsgefahr (vor allem für die Atemwege)

Achtung Risiko – wer besonders auf eine ausreichende Versorgung mit Vitamin A achten sollte

Veganer können zwar über Pflanzenkost Betacarotin aufnehmen, das, wie bereits erwähnt, in Vitamin A umgewandelt werden kann, aber nicht immer sind die dort enthaltenen Carotinoide tatsächlich in ausreichender Form enthalten. So steigt der Bedarf beispielsweise bei viral bedingten Erkrankungen (z. B. Masern, Windpocken) extrem an und kann zum Leeren der Vitamin-A-Speicher in der Leber beitragen. Auch Alkohol begünstigt das Aufzehren des Lebervorrats, ebenso kann sich bei Fettstoffwechselstörungen ein Defizit an Vitamin A einstellen. Bei Schwangeren, Stillenden, Kindern und Heranwachsenden besteht gleichfalls ein erhöhter Bedarf, da das Vitamin hier für Wachstumszwecke benötigt wird. Da das Spurenelement Zink am Transport des Vitamin A aus der Leber und an der Vitamin-A-Verwertung mitbeteiligt ist, kann auch ein Zinkmangel hinter einem Vitamin-A-Defizit stecken. Ebenso kann unter Einfluss von Medikamenten (z.B. bestimmte Antibiotika, Cholesterinsenker, »Wassertabletten«, Säureblocker, Antibabypille) die Verwertung des Vitamins aus der Nahrung eingeschränkt sein und somit ein Mangel entstehen.

Tabelle 6: »Personal Coach« Wann und für wen ist eine ausreichende Versorgung mit Vitamin A bzw. Betacarotin besonders wichtig
■ Vorbeugung von Augenerkrankungen
■ Unterstützung des Immunsystems bei viralen Erkrankungen
■ Unterstützung bei Erkrankungen der Haut und der Schleimhäute (z. B. Psoriasis, Akne, Aphthen)
■ Häufiges Sonnenbaden (Betacarotin!)
■ Ohrenerkrankungen (z. B. Schallleitungsschwerhörigkeit, Tinnitus)
■ Anwendung von bestimmten Medikamenten
■ Schwangerschaft, Stillzeit
■ Kinder, Jugendliche

Worauf Sie bei der Auswahl von Vitamin-A- bzw. Betacarotin-
haltigen Präparaten achten sollten

Im Gegensatz zu Vitamin A ist Betacarotin selbst in hohen Dosen ungiftig. Da Betacarotin im Körper immer nur bedarfsgerecht in Vitamin A umgewandelt wird, ist die Gefahr der Überdosierung (wie von Vitamin A bekannt) nicht gegeben. Das ist ein Vorteil, der im Vergleich dieser beiden Substanzen untereinander eindeutig für die Verwendung des Carotinoids spricht. Allerdings hat man bei Rauchern negative Erfahrungen mit Betacarotin gemacht und empfiehlt dieser Personengruppe, auf eine Beschränkung der Betacarotin-Zufuhr (weniger als 2 bis 4 mg pro Tag) zu achten.

Empfehlenswert ist die Kombination von Betacarotin mit Vitamin E, denn dieses schützt Vitamin A vor der Oxidation durch freie Radikale und greift regulierend in den Vitamin-A-Stoffwechsel ein. Auch die kombinierte Gabe von Betacarotin (und Vitamin E) mit anderen Antioxidantien (wie z. B. Selen) ist sinnvoll, da sich diese Schutzstoffe ergänzen und für die wechselseitige Regeneration der Radikalfänger benötigt werden. Von der Anwendung reiner hochdosierter Betacarotin-Präparate ist aus diesen Gründen eher abzuraten.

> **TIPP** Wenn Sie die Verwertbarkeit des Betacarotins erhöhen möchten, dann sollten Sie die Möhren dünsten oder einen Saft aus dem orangegelben Wurzelgemüse herstellen, denn in den rohen Möhren ist das Betacarotin mit der Zellulose der Pflanzenzellen fest verzahnt und kann vom Verdauungstrakt kaum aufgeschlossen werden.

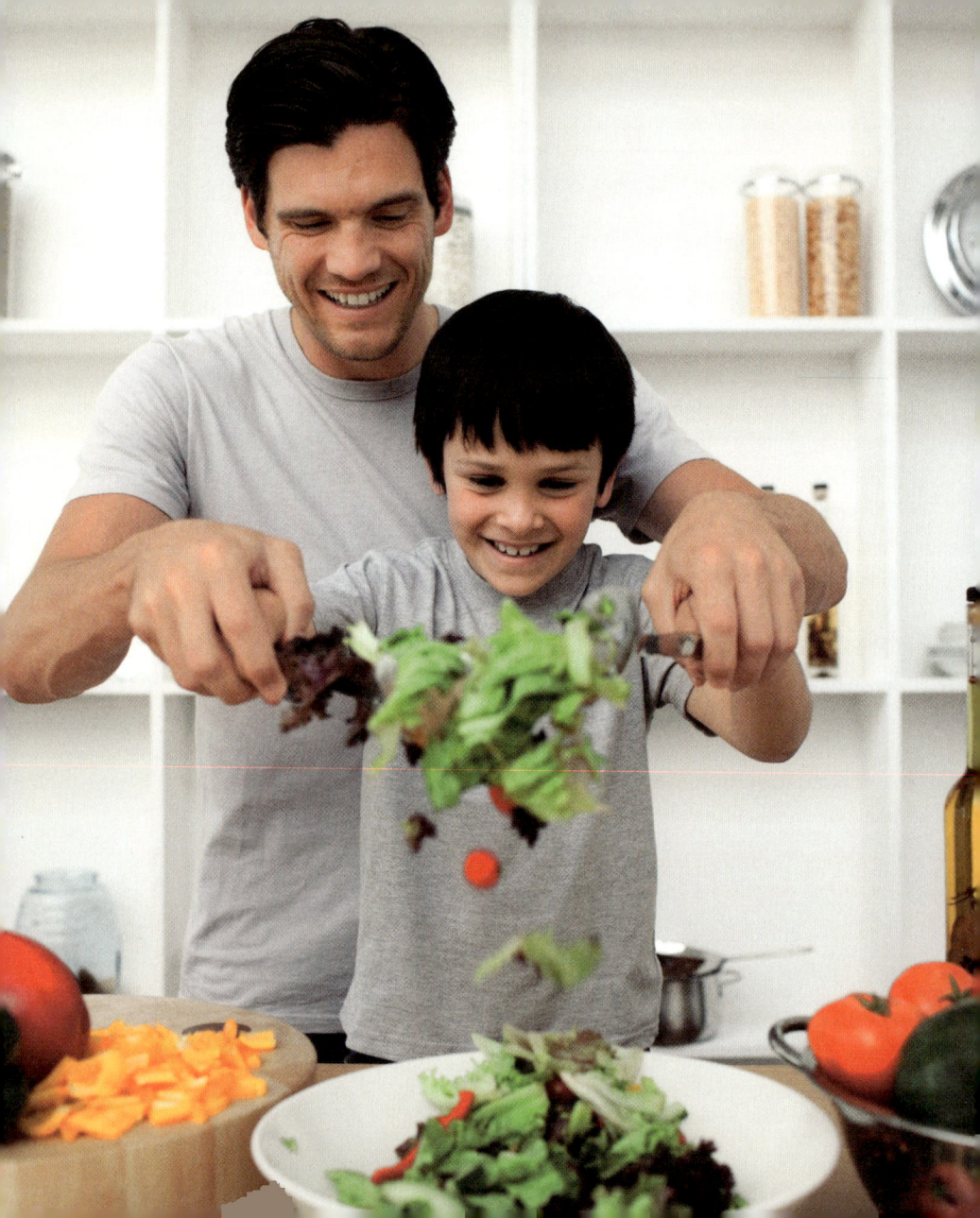

B wie B-Vitamine, Biotin, Ballaststoffe und basische Mineralstoffe

Die Gruppe der B-Vitamine umfasst Vitamin B_1 (Thiamin), Vitamin B_2 (Riboflavin), Vitamin B_6 (Pyridoxin), Vitamin B_{12} (Cobalamin), Folsäure, Biotin, Niacin und die Pantothensäure. Es handelt sich hierbei ausnahmslos um wasserlösliche Vitamine, die im Körper nur begrenzt speicherbar sind. Ohne B-Vitamine läuft im Körper überhaupt nichts. Sie nehmen eine Vielzahl von lebensnotwendigen Aufgaben wahr und »wirken am besten im Konzert«. Ein Mangel an einem Vitamin dieser Reihe kann ein Defizit eines anderen B-Vitamins nach sich ziehen. Daher ist es in der Regel sinnvoll, verschiedene B-Vitamine miteinander zu kombinieren.

TIPP Bei der Auswahl geeigneter Präparate sollte man – nach Möglichkeit – darauf achten, dass das Vitamin im Komplex mit anderen Vitaminen angeboten wird, denn, wie bereits erwähnt, arbeiten die B-Vitamine überwiegend im »Team«. Fehlt eines der B-Vitamine, können die vielfältigen Aufgaben des betroffenen Vitamins nur schlecht von den anderen Vitaminen übernommen werden und der gesamte Vitamin-B-Stoffwechsel leidet.

Vitamin B$_1$ – Power für Gehirn und Nerven

Das sind die Aufgaben des Vitamins

Vitamin B$_1$, das auch unter dem Namen Thiamin bekannt ist, erfüllt wichtige Aufgaben im Bereich des Energiestoffwechsels und wird besonders beim Abbau von Kohlenhydraten bzw. beim Umbau von Zucker in Fett benötigt, das dann wiederum dem Körper als Energiespender zur Verfügung steht. Damit ist Vitamin B$_1$ vor allem für das Gehirn, die Nerven und die Muskeln nötig, da sie ihre Energie vorwiegend über Kohlenhydrate beziehen.

Thiamin wird auch für die Erregungsbildung der Nerven und die Informationsweiterleitung gebraucht. Im Speziellen nimmt das Vitamin Einfluss auf die Bereitstellung wichtiger Nervenbotenstoffe wie z. B. Acetylcholin oder Serotonin. Diese üben wichtige Funktionen bei der Erhaltung der geistigen Aktivität (z. B. Lernprozesse) aus bzw. sind für eine ausgeglichene Psyche und eine gute Schlafqualität von Bedeutung (vor allem Serotonin). Interessanterweise haben Untersuchungen gezeigt, dass Vitamin B$_1$ die Bereitstellung von schmerzhemmenden Botenstoffen begünstigt und somit zur Linderung von Schmerzzuständen hilfreich sein kann.

Vorkommen, Verwertung und Bedarf

Das wasserlösliche Vitamin B$_1$ kommt grundsätzlich in pflanzlichen und tierischen Lebensmitteln vor, wobei das Vitamin aus pflanzlichen Quellen für den Organismus direkt verfügbar ist, während es aus tierischen Lebensmitteln erst im Darm »aufbereitet« werden muss, um ins Blut übergehen zu können. Besonders reich an diesem »Nervenvitamin« sind Getreideprodukte wie z. B. Weizenkleie oder auch Haferflocken (Tabelle 7). Allerdings gehen bei der Ausmahlung von Getreide (»Weißmehlherstellung«) und bei der Polierung von Reis große Mengen des Vitamins verloren, denn Thiamin ist vorzugsweise in den äußeren Randschichten der Gräsersamen enthalten.

Da Vitamin B$_1$ hitze- und oxidationsempfindlich ist, werden bei der Nahrungsmittelzubereitung (z. B. Dünsten von Gemüse oder Braten von Fleisch) im Durchschnitt 40 Prozent bis 80 Prozent der Thiaminmenge zerstört. Auch schwefelhaltige Verbindungen (z. B. Schwefeldioxid, Sulfite), die in der Lebensmittelherstellung häufiger zur Anwendung kommen, können dem Vitamin den Garaus machen.

Die Speicherkapazität des Organismus ist mit insgesamt 20 bis 30 mg Vitamin B$_1$ sehr gering, weswegen eine kontinuierliche Zufuhr wichtig ist – die körpereigenen Reserven reichen nur für etwa 4 bis 10 Tage. Überschüssige Mengen des Vitamins werden mit dem Urin ausgeschieden.

Die DGE empfiehlt für Erwachsene die Zufuhr von 1,0 (Frauen) bzw. 1,0 bis 1,3 mg (Männer, altersabhängig) Vitamin B$_1$ pro Tag.

Vitalstofftherapeuten empfehlen die tägliche Zufuhr von etwa 4 bis 8 mg Vitamin B$_1$ pro Tag.

Tabelle 7: Auswahl an Lebensmitteln, die in etwa die offiziell empfohlene (DGE) tägliche Zufuhrmenge von 1,0 bis 1,3 mg (Tagesempfehlung für Erwachsene) an Vitamin B_1 enthalten	
Lebensmittel	**Menge**
Weizenkeime	50 g
Sonnenblumenkerne	60 g
Schweinefleisch	120 g
Vollkornbrot (Weizen)	450 g
Fisch (z. B. Scholle)	520 g
Bananen	1,8 kg

»Nervenbündel« – so kann sich ein Mangel äußern

Seit dem Altertum bekannt und auch heute noch in bestimmten Regionen in Südostasien beobachtbar: Hirn- und Nervenschäden, Muskelschwäche, Krämpfe, Gedächtnisverlust, psychische Veränderungen oder auch plötzliches Herz-Kreislauf-Versagen durch ein Defizit an Thiamin. Die Ursache ist in der Einführung der Reisschälmaschine Mitte des 19. Jahrhunderts begründet, die zum vermehrten Auftreten der typischen Mangelerkrankung »Beriberi« beigetragen hat. Der Begriff Beriberi ist vermutlich auf das singalesische Wort für »Ich kann nicht, ich kann nicht« zurückzuführen, was auf die fortschreitende Bewegungsunfähigkeit der Erkrankten hinweist.

Obgleich ein solches Ausmaß an Mangelsymptomen in unseren Breiten heutzutage nicht mehr beobachtet wird, kommen weniger stark ausgeprägte Mangelerscheinungen wie z.B. Konzentrationsstörungen, Müdigkeit, Reizbarkeit und Verwirrtheit oder Appetitlosigkeit häufiger vor. In besonders schweren Fällen (z. B. bei chronisch hohem Alkoholkonsum) kann sich eine Unterversorgung in einer Augenmuskellähmung, Doppelsehen, Bewusstseinstrübung, und/oder Halluzinationen zeigen.

Tabelle 8: Mögliche Vitamin-B$_1$-Mangelsymptome (Auswahl)	
Allgemein:	Abnahme der Leistungsfähigkeit
	Müdigkeit, Konzentrationsstörungen
	Reizbarkeit
	Geringe Stresstoleranz
	Vergesslichkeit
	Depressive Verstimmungen
Bei alkoholkranken	Fußbrennen
Personen	Gangstörungen
	Gedächtnisausfall
	Halluzinationen
	Doppelsehen
Bei Beriberi	Augenmuskellähmung
	Hirnschäden
	Herzvergrößerung
	Herzrhythmusstörungen
	Muskelschwäche

Achtung Risiko – wer besonders auf eine ausreichende Versorgung mit Vitamin B_1 achten sollte

Wer täglich 2 bis 3 Flaschen Bier oder etwa 2 Gläser Wein trinkt, ist dabei bei der Risikogruppe. Alkohol hemmt nicht nur verschiedene Enzyme, die für die Verwertung von Thiamin unverzichtbar sind, sondern »kostet« den Körper auch noch Vitamin B_1, da das Vitamin zum Abbau des Alkohols benötigt wird. Auch bei bestimmten Leberererkrankungen, die nicht durch Alkohol, sondern u. a. durch Viren oder Medikamente bedingt sind, kann ein vermehrter Bedarf an Thiamin vorliegen.

Da Gerbstoffe aus Kaffee oder schwarzem Tee die Verwertung des Vitamins behindern können, ist häufig bei Liebhabern dieser Getränke eine Unterversorgung an Vitamin B_1 gegeben. Aber auch bei erhöhtem Bedarf (z. B. bei vermehrter körperlicher Belastung, Sport, bei Schwangerschaft und Stillzeit) ist die ausreichende Zufuhr über die Nahrung nicht immer gesichert. Werden Reduktionsdiäten durchgeführt, kommt Vitamin B_1 (und auch andere Vitamine) ebenfalls häufig zu kurz.

Eine ausreichende Versorgung mit diesem Vitamin ist vor allem für Diabetiker wichtig, denn sie benötigen den Mikronährstoff zur Bekämpfung von Nervenschäden, die durch die »Verzuckerung« der Bluteiweiße begünstigt werden. Thiamin kann dabei helfen, diesem Prozess entgegenzuwirken. Gleichzeitig scheiden diese Personen das wasserlösliche B-Vitamin vermehrt über den Urin aus.

Eine weitere mögliche Ursache für einen Mangel können auch Medikamente (z. B. Herzmittel wie Digoxin, »Wassertabletten«, Mittel gegen Depressionen, Krebsmedikamente) sein, die die körpereigene Verwertung des Vitamins stören können. Beachtenswert ist nicht zuletzt die Tatsache, dass bestimmte Enzyme, die z. B. in rohem Fisch oder in Muscheln vorkommen, Vitamin B$_1$ in eine Form, die der Körper nicht verwerten kann, überführen können.

| Tabelle 9: »Personal Coach« |
Wann und für wen ist eine ausreichende Versorgung mit Vitamin B$_1$ besonders wichtig
■ Stress, Belastung
■ Hoher Kaffee-, Schwarztee- oder Alkoholkonsum
■ Hoher Konsum von rohem Fisch, Muscheln
■ Ischiassyndrom
■ Diabetes mellitus
■ Depressionen
■ Schmerzzustände
■ Leberfunktionsstörungen
■ Anwendung bestimmter Medikamente

Vitamin B$_2$ – Energieschub für mehr Leistung

Das sind die Aufgaben des Vitamins

Vitamin B$_2$ (Riboflavin) ist ein unverzichtbarer »Hilfsstoff« für enzymatische Reaktionen. Mehr als 60 Enzyme – darunter solche, die für die Energiegewinnung aus Fetten, Kohlenhydraten und Eiweißen benötigt werden – sind auf die Verfügbarkeit des Vitamins angewiesen. Zudem ist Riboflavin für den enzymatischen Zellschutz (Glutathionperoxidase) von Bedeutung und für die reibungslose Verstoffwechselung anderer B-Vitamine (z. B. Folsäure, Vitamin B_6, Niacin) mitverantwortlich. Auch an der Entgiftung (z. B. von Arzneimittelwirkstoffen oder krebserregenden Substanzen) ist dieses B-Vitamin beteiligt. Schließlich ist u. a. auch die Herstellung des Stresshormons Adrenalin und der Abbau von Harnstoff im Körper von diesem Vitamin abhängig.

Vorkommen, Verwertung und Bedarf

Riboflavin kommt vor allem in Milch und Milchprodukten vor, aber auch Fleisch und Gemüsesorten wie z. B. Spinat oder Mangold enthalten nennenswerte Mengen dieses »Energiespenders« (Tabelle 10).
Die gute Nachricht zuerst: Riboflavin ist relativ hitzebeständig, dafür ist das Vitamin allerdings extrem empfindlich gegen Licht. So büßt Milch in nicht lichtgeschützten Flaschen (Klarglas) innerhalb weniger Stunden bis zu 90 Prozent seines Riboflavingehalts ein.

TIPP Achten Sie beim Kauf von Milch und Milchprodukten auf lichtgeschützte Verpackungen. Bevorzugen Sie Backwaren, die mit Hefe hergestellt wurden, denn Backpulver zerstört das Vitamin im Getreide.

Die DGE empfiehlt für Erwachsene die Zufuhr von 1,2 (Frauen) bis 1,5 mg (Männer, altersabhängig) Riboflavin pro Tag.

Orthomolekulartherapeuten empfehlen die Zufuhr von etwa 5 bis 10 mg Vitamin B$_2$ pro Tag.

Tabelle 10: Auswahl an Lebensmitteln, die in etwa die offiziell empfohlene (DGE) tägliche Zufuhrmenge von 1,2 bis 1,5 mg (Tagesempfehlung für Erwachsene) an Vitamin B$_2$ enthalten	
Lebensmittel	**Menge**
Bierhefe	50 g
Leinsamen	60 g
Käse (Camembert, Roquefort)	260 g
Fisch (Makrele, Lachs)	450 g
Schweine-, Rindfleisch	800 g
Milch	850 g
Spinat	1000 g

»Null Bock« – so kann sich ein Vitamin-B$_2$-Mangel zeigen

Wer zu wenig Riboflavin zuführt, hat häufig »keine Lust zu Garnichts« und kann sich zu nichts aufraffen. Bei einer unzureichenden Versorgung mit dem »Powerstoff« kann die allgemeine Leistungsfähigkeit sinken und es können sich Müdigkeit und Konzentrationsschwächen einstellen. Auch Lichtempfindlichkeit, Trübungen der Augenlinse und Blutbildveränderungen sind als Mangelsymptome bekannt.

Zudem bekommt die Haut das Defizit zu spüren: Risse, Rötungen, Ekzeme und Entzündungen entstehen. So sind beispielsweise Risse in den Mundwinkeln (Rhagaden) typisch oder entzündliche Hautveränderungen mit roten juckenden Stellen im Bereich der Nasolabialfalte. Ein Mangel an Vitamin B_2 beeinträchtigt auch die Verwertung von Eisen und Kalzium und damit kann die Blutbildung und die Gesunderhaltung der Knochen ins »Hintertreffen« geraten.

Achtung Risiko – wer besonders auf eine ausreichende Versorgung mit Vitamin B_2 achten sollte

Eine ernährungsbedingte Mangelsymptomatik kann sich beispielsweise bei Personen einstellen, die keine Milch- und Milchprodukte zu sich nehmen – das haben Verzehrstudien gezeigt. Auch bei älteren Menschen, die wenig Appetit haben, oder Personen, die häufig Alkohol konsumieren, besteht die Gefahr für ein Defizit, denn Alkohol senkt die Verwertung des Vitamins.

Am schnellsten kann sich jedoch ein Riboflavinmangel bei der Anwendung bestimmter Arzneimittelwirkstoffe (z. B. Medikamente gegen Depressionen, Epilepsie oder Krebs und die Antibabypille) einstellen, denn diese stören die Aufnahme von Riboflavin aus dem Darm.

Ein erhöhter Bedarf besteht während der Schwangerschaft und Stillzeit sowie bei Neugeborenen, die infolge einer »Gelbsucht« mit Blaulicht bestrahlt werden. In der Praxis hat sich Riboflavin u. a. auch in der Migränevorbeugung bewährt.

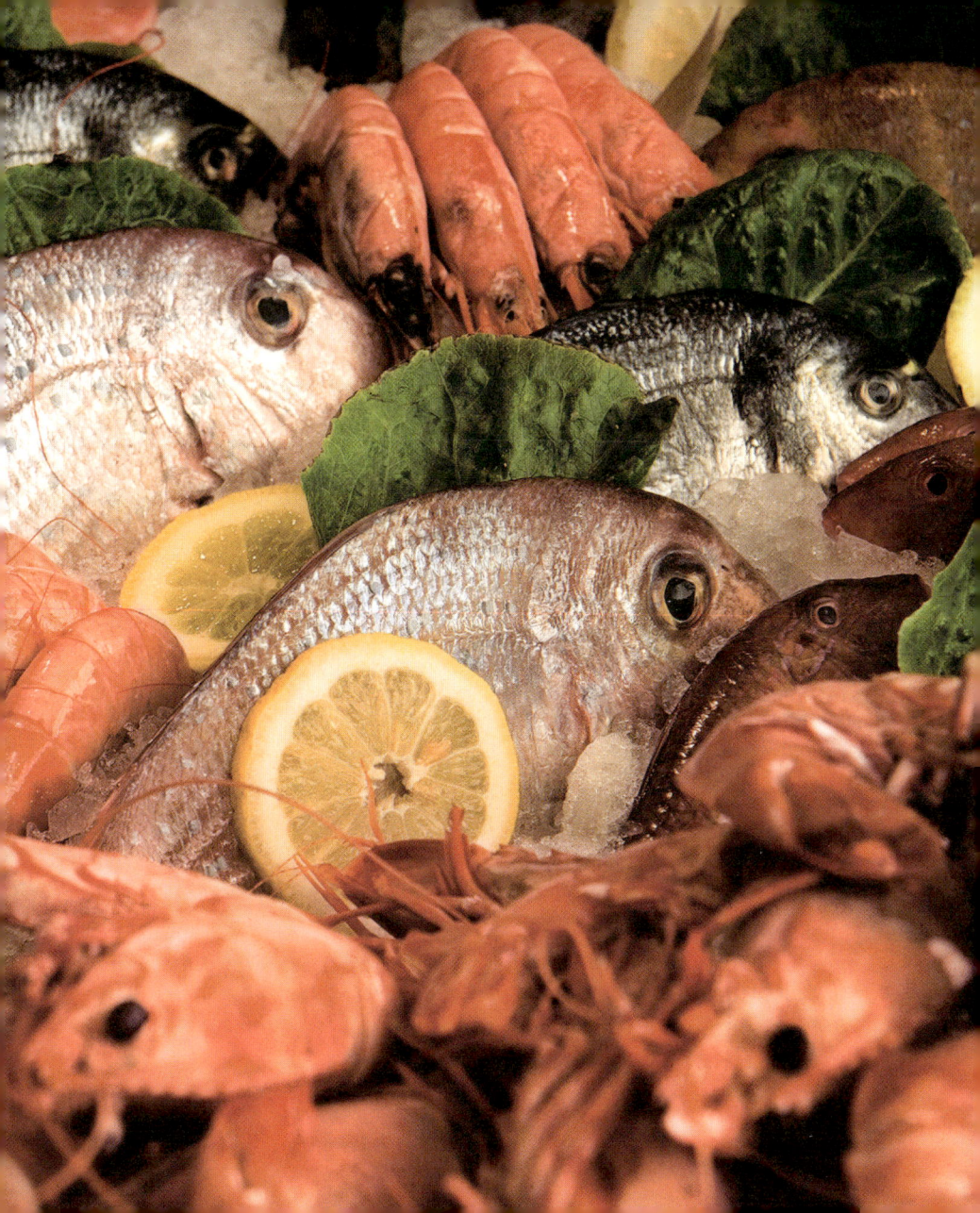

Tabelle 11: »Personal Coach« Wann und für wen ist eine ausreichende Versorgung mit Vitamin B_2 besonders wichtig
■ Einseitige Ernährung (z. B. Verzicht auf Milch und Milchprodukte)
■ Alter
■ Vorbeugung vor Augenerkrankungen
■ Migränevorbeugung
■ Diabetes mellitus
■ Entzündungen (z. B. im Bereich der Gelenke)
■ Neugeborene mit Gelbsucht

Vitamin B_3 – Brain- und Skinfood

Das sind die Aufgaben des Vitamins

»Köpfchen« und gutes Aussehen hängen unter anderem auch von diesem Vitamin ab, das trotz ähnlichem Wortlaut rein gar nichts mit dem Nikotin des Tabaks zu tun hat. Niacin (Vitamin B_3) ist ein Sammelbegriff für Nicotinsäure und Nicotinamid, die im Körper ineinander überführt werden können und somit hinsichtlich ihrer biologischen Aktivität eine vergleichbare Stellung besitzen. Niacin ist Bestandteil von Enzymen, die für den Abbau von Kohlenhydraten, Eiweißen und Fetten notwendig sind. Zudem ist dieses Vitamin an der Regulierung des Blutzuckerspiegels beteilig und für die Bildung von Nervenbotenstoffen im Gehirn erforderlich. Des Weiteren hat Niacin einen günstigen Einfluss auf den Triglyzerid- und den Cholesterinstoffwechsel und kann dabei helfen, das »böse« (LDL-)Cholesterin zu senken und das »gute« (HDL-)Cholesterin anzuheben.

Auch die Haut ist auf Niacin angewiesen, da der »hautverschönernde« Stoff für die Kollagen- und die Pigmentbildung unverzichtbar ist. Weiterhin sorgt das Vitamin für die Regulation der Hautfeuchtigkeit und hilft damit, der Faltenbildung vorzubeugen. Ebenso ist Niacin für die Knochengesunderhaltung von Bedeutung, denn die Versorgung mit Kalzium wird unter anderem auch durch diesen Mikronährstoff beeinflusst.

Vorkommen, Verwertung und Bedarf

Die Nicotinsäure ist vor allem in pflanzlichen Lebensmitteln (z. B. Getreide) zu finden, während Nicotinamid in erster Linie in tierischen Produkten (z. B. Fisch, Fleisch) vorkommt (Tabelle 12). Interessant ist die Tatsache, dass der Treibstoff fürs Gehirn auch in Kaffeebohnen vorhanden ist und somit auch über Bohnenkaffee aufgenommen werden kann. Aber natürlich ist es nicht ratsam, aus diesem Grund den Kaffeekonsum zu erhöhen, denn bei Kaffee handelt es sich um ein Genussmittel, das dem Körper nur in geringen Mengen zugeführt werden sollte.

Erfreulich ist die Stabilität des Vitamins, dem Hitze, Kochwasser und Lagerung nicht allzu viel anhaben können. Niacin wird auch im Körper selbst gebildet – aus dem Eiweißstoff L-Tryptophan, den wir beispielsweise mit Milch und Milchprodukten aufnehmen können. So könnte eine abwechslungsreiche Mischkost mit z. B. 60 g Eiweiß pro Tag bis zu

10 mg Niacin liefern. Aber Vorsicht: Wer mit Vitamin B_2 unterversorgt ist, der hat »schlechte Karten«, denn dieses Vitamin wird für die Umwandlung des Eiweißstoffs in Niacin benötigt.

Die DGE empfiehlt für Erwachsene die Zufuhr von 13 mg (Frauen) bzw. 13 bis 17 mg (Männer, altersabhängig) Niacin-Äquivalent pro Tag. Orthomolekulartherapeuten empfehlen die Zufuhr von 20 bis 50 mg Vitamin B_3 Niacin-Äquivalent pro Tag.

TIPP Mit Eiweiß können Sie Ihren Niacin-Haushalt »aufpeppen«. Empfehlenswert sind Sojamilch und Käsesorten wie z. B. Emmentaler oder Edamer, aber auch Cashewkerne enthalten den Eiweißbaustein L-Tryptophan in nennenswerten Mengen. So ganz nebenbei können Sie damit zu einer guter Laune und gesundem Schlaf finden, denn aus L-Tryptophan stellt der Körper nicht nur Niacin, sondern auch den »Psychostoff« Serotonin her.

Tabelle 12: Auswahl an Lebensmitteln, die in etwa die offiziell empfohlene (DGE) tägliche Zufuhrmenge von 13 bis 17 mg (Tagesempfehlung für Erwachsene) an Niacin-Äquivalent enthalten

Lebensmittel	Menge
Weizenkleie	80 g
Kaffeebohnen	90 g

Sardinen	160 g
Schweine-, Rindfleisch	260 g
Mandeln	380 g
Vollkornbrot	480 g

Arme Haut – so kann sich ein Vitamin-B$_3$-Mangel zeigen

Als Kolumbus nach der Entdeckung Amerikas Mais als eine der ersten Pflanzen nach Europa brachte, nahm das Schicksal seinen Lauf: Der Verzehr der Maiskörner führte bald zu Reizungen der Haut: zu Rötungen, Entzündungen und einem rauen Erscheinungsbild. Gleichzeitig kam es häufig zu Magen-Darm-Problemen, Durchfällen, nervösen oder psychischen Störungen, zu Verwirrung bzw. auch zu Lähmungserscheinungen z. B. in den Beinen. Mit diesem Bild zeigte sich die klassische Niacin-Mangelerkrankung Pellagra (»raue Haut«), die ihre Ursache darin hat, dass das Vitamin im Mais in einer Form vorkommt, die vom Körper nicht verwertet werden kann.

Ein Rätsel war es zunächst, wie es sein konnte, dass beispielsweise Mexikaner, die vorwiegend von Tortilla und Fladen aus Mais lebten, keine der beschriebenen Mangelerscheinungen aufwiesen. Schließlich fand man heraus, dass die traditionelle Herstellung des Maisteigs mit Kalkwasser dazu beitrug, dass das Niacin aus dem Mais vom Körper besser aufgenommen wurde.

Achtung Risiko – wer besonders auf eine ausreichende Versorgung mit Vitamin B₃ achten sollte

Während der Schwangerschaft und der Stillzeit besteht – wie bei nahezu allen Vitaminen – ein erhöhter Bedarf an Niacin. Mangelgefährdet sind auch Personen, die zur Blutwäsche (Hämodialyse) gehen müssen. In diesen Fällen wird häufig ein Niacin-Defizit diagnostiziert. Auch bei der Sonnenallergie (polymorphe Lichtdermatose), die sich durch Rötungen der Haut, Pusteln und Juckreiz (vor allem an Dekolleté und Oberarm) unter dem Einfluss von UV-Licht zeigt, sollte auf eine ausreichende Niacin-Zufuhr geachtet werden. Studien haben gezeigt, dass die Gabe von Nicotinamid über die Dauer von 2 Wochen hinweg den gefürchteten »Urlaubsausschlag« verhindern kann.

Interessant sind auch Hinweise aus klinischen Untersuchungen, die darauf hindeuten, dass Niacin bei Krebspatienten hilfreich sein kann, denn das Vitamin kann möglicherweise die Wirkung von Krebsmedikamenten oder der Bestrahlung des Tumors erhöhen und Nebenwirkungen der Behandlung auf andere Organe (z. B. das Herz) mindern.

Hilfreich kann Niacin, infolge des günstigen Einflusses auf die Blutfettwerte, auch bei bestehenden Fettstoffwechselstörungen sein. Wichtig ist die ausreichende Zufuhr vor allem auch für Personen, die z. B. Parkinson-Mittel, bestimmte Rheuma-, Schmerzmittel oder Medikamente gegen Epilepsie einnehmen, denn in diesen Fällen ist die Niacin-Versorgung beeinträchtigt. Alkohol stört die Verwertung des Vitamins, daher ist auch bei häufigem Alkoholkonsum die Gefahr für eine Unterversorgung gegeben.

Tabelle 13: »Personal Coach«
Wann und für wen ist eine ausreichende Versorgung mit Niacin
besonders wichtig

- Schwangerschaft, Stillzeit
- Eiweißarme Ernährung
- Häufiger Alkoholkonsum
- Dialyse
- Sonnenallergie
- Fettstoffwechselstörungen
- Anwendung bestimmter Medikamente

Vitamin B$_5$ – das »Rad im Getriebe« des Fett- und Hormonstoff-wechsels

Das sind die Aufgaben des Vitamins

Vitamin B$_5$, auch Pantothensäure genannt, spielt eine zentrale Rolle im gesamten Stoffwechsel, vor allem im Bereich des Fettstoff-, aber auch des Kohlenhydrat- und Eiweißstoffwechsels. Zusammen mit dem Vitalstoff L-Carnitin ist das Vitamin für den Transport von Fettsäuren in die »Kraftwerke« der Zellen und dort für die Fettverbrennung notwendig. Auch die körpereigene Herstellung von Hormonen (z. B. Sexualhormone, Nebennierenrindenhormone) und die Produktion von Cholesterin, das der Körper u. a. als »Kitt« für die Zellhüllen oder zur Herstellung von Vitamin D benötigt, sind von der Verfügbarkeit an Pantothensäure abhängig.

Zudem ist das Vitamin an der Bildung des wichtigen »Immun- und Schlaftaktgebers« Melatonin mitbeteiligt. Des Weiteren wird das Vitamin auch für die Blutbildung und die Herstellung von Nervenbotenstoffen benötigt. Von besonderer Bedeutung ist dieser Vitalstoff auch für die Haarpracht, denn die Pantothensäure regt das Wachstum der Haare und die Pigmentbildung an und gewährleistet somit den Wuchs neuer Haare in der Farbe der bereits vorhandenen natürlichen Haarfarbe.

Vorkommen, Verwertung und Bedarf

Bereits die Namensgebung des Vitamins (griech. »pantos« = überall) macht deutlich, dass die Pantothensäure in Lebensmitteln weitverbreitet ist (Tabelle 14). Allerdings kommt das Vitamin dort selten in freier Form vor, sondern ist in »Multienzymkomplexe« eingebunden. Erst nach Spaltung dieser »Zwangsgemeinschaften« aus Enzymen und Vitamin ist die Pantothensäure im Verdauungstrakt verwertbar. Besonders reich an diesem Vitalstoff sind Innereien, frische Erdnüsse oder auch Sonnenblumenkerne und bestimmte Fischsorten (z. B. Hering).
Das Vitamin ist sehr empfindlich gegen Hitze. So geht beim Kochen etwa die Hälfte des Pantothensäuregehaltes verloren.

Die DGE empfiehlt für Erwachsene die Zufuhr von 6 mg Pantothensäure pro Tag.
Vitalstoffmediziner empfehlen die Zufuhr von 10 bis 30 mg Pantothensäure pro Tag.

Tabelle 14: Auswahl an Lebensmitteln, die in etwa die offiziell empfohlene (DGE) tägliche Zufuhrmenge von 6 mg (Tagesempfehlung für Erwachsene) an B$_5$ enthalten

Lebensmittel	Menge
Frischmilch	45 g
Bierhefe	75 g
Kalbs-, Hühnerleber	100 g
Hering	100 g
Sonnenblumenkerne	170 g
Roggenvollkornbrot	300 g
Linsen	430 g
Tomaten	700 g
Avocado	700 g

TIPP Bevorzugen Sie beim Milchkauf Frischmilch, da die ultrahocherhitzte H-Milch deutlich weniger Pantothensäure enthält, und – wenn Sie zu den Bierliebhabern gehören – trinken Sie ab und zu auch mal ein »Hefeweizen«, denn die Bierhefe weist ebenfalls einen relativ hohen Gehalt an diesem Vitamin auf.

»Burning feet« – so kann sich ein Mangel an Vitamin B$_5$ zeigen

Wenn es an der Pantothensäure mangelt, ist oft auch ein Defizit an Vitamin B$_1$, B$_2$ und B$_3$ nicht weit – das haben Untersuchungen gezeigt. Daher

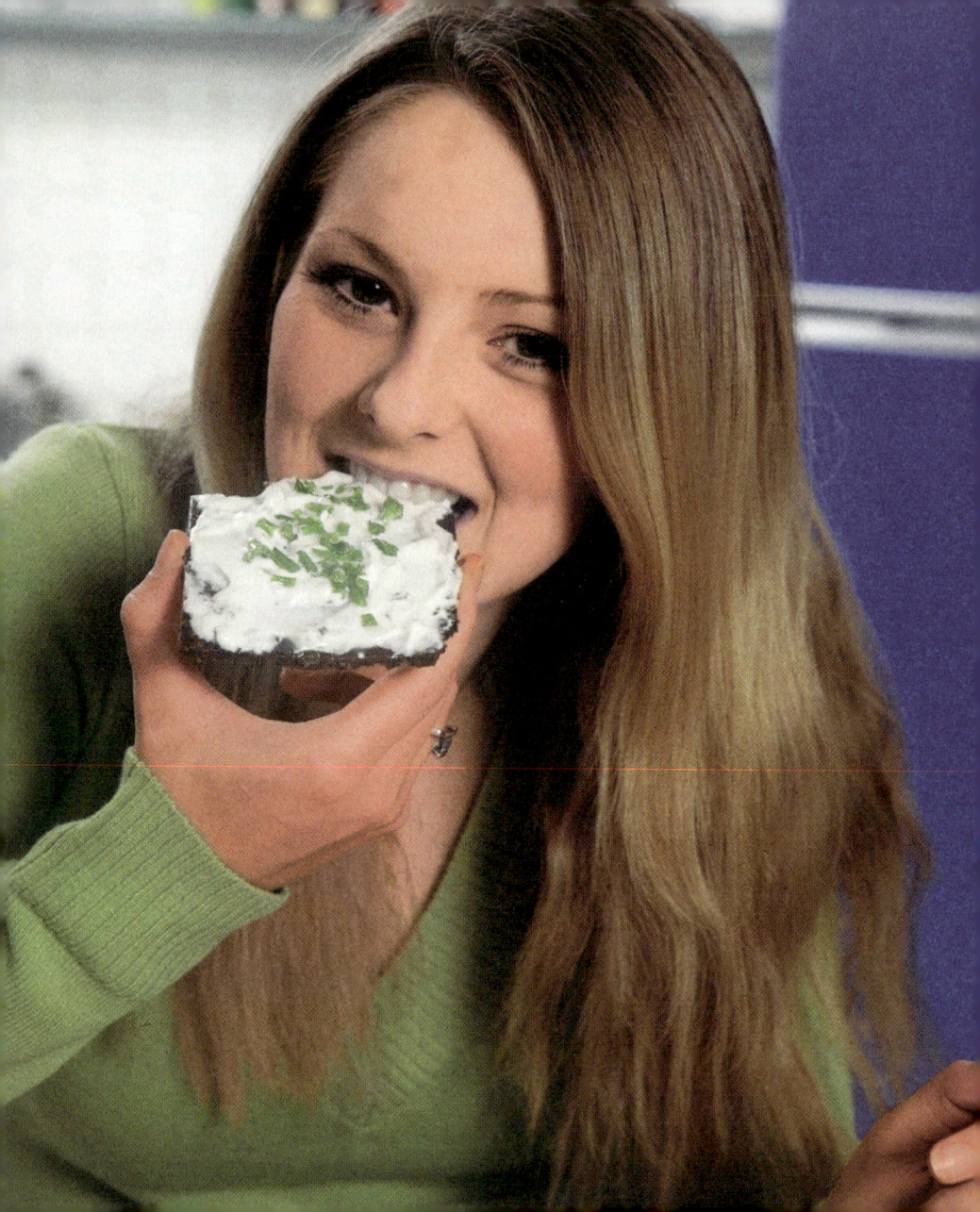

kann es zu Überschneidungen hinsichtlich der Mangelerscheinungen kommen. Hinweise auf eine unzureichende Versorgung mit Vitamin B$_5$ können z. B. Müdigkeit, Abgeschlagenheit, Schlafstörungen und erhöhte Stressanfälligkeit sein.

Bei einem stark ausgeprägten Defizit können sich Störungen im Fett- und Kohlenhydratstoffwechsel einstellen. Auch Kribbeln, brennende Schmerzen (»burning feet«) oder Taubheitsgefühle in den Füßen/Zehen können auf einen Mangel hinweisen. Bekannte Begleitsymptome sind Beschwerden im Magen-Darm-Bereich (z. B. Bauchkrämpfe) mit Übelkeit oder Erbrechen.

Da die Pantothensäure zudem für Haut und Haare von Bedeutung ist, können sich auch hier die Anzeichen eines Mangels (z. B. in Form von schlecht heilenden Wunden oder Entzündungen bzw. Störungen der Haarpigmentierung) zeigen. Allerdings hat das Ergrauen des Haares mit zunehmendem Alter andere Gründe und steht nicht mit einem Mangel an diesem Vitamin in Zusammenhang.

Achtung Risiko – wer besonders auf eine ausreichende Versorgung mit Vitamin B$_5$ achten sollte

Schwere Mangelzustände an Pantothensäure kommen in unserer zivilisierten Welt eher selten vor. Allerdings kann eine suboptimale Versorgung durch bestimmte Erkrankungen wie z. B. chronisch-entzündliche Darm-, Leber- oder auch Nierenerkrankungen (mit Dialysepflicht) begünstigt werden.

Therapeutisch genutzt wird das Vitamin u. a. bei Entzündungen im Verdauungs- oder Atemwegstrakt und (am besten zusammen mit Niacin und Omega-3-Fettsäuren) bei Fettstoffwechselstörungen. Da die Pantothensäure für die Hautregeneration von Bedeutung ist, wird der Mikronährstoff weiterhin häufig bei Akne und Wundheilungsstörungen sowie bei Verbrennungen und Ekzemen angewendet.

Tabelle 15: »Personal Coach« Wann und für wen ist eine ausreichende Versorgung mit Pantothensäure besonders wichtig
■ Schleimhautentzündungen
■ Wundheilungsstörungen
■ Akne, Ekzeme
■ Verbrennungen, Sonnenbrand
■ Dialyse
■ Fettstoffwechselstörungen
■ Lebererkrankungen
■ Haarwuchsstörungen

Vitamin B$_6$ – Treibstoff für das »Nervenkostüm«

Das sind die Aufgaben des Vitamins

Auch dieses Vitamin ist für die Gesunderhaltung und Funktion der Nervenzellen unerlässlich. Unser Gehirn besteht aus schätzungsweise mehr als 100 Milliarden Nervenzellen, die dafür sorgen, dass wir denken, lernen, lachen, fühlen und uns bewegen können. Dafür sind eine intensive Kommunikation zwischen den Nervenzellen und eine störungsfreie Reizweiterleitung notwendig. Das Vitamin B$_6$ (Sammelbegriff für Pyridoxin, Pyridoxal, Pyridoxamin) wird für die Herstellung der Myelinscheiden verwendet. Diese ummanteln die Nervenfasern und sorgen dafür, dass die Informationsübertragung im Gehirn reibungslos vonstatten geht. Nur so ist es beispielsweise möglich, dass wir automatisch die Hand zurückziehen, wenn wir auf eine heiße Herdplatte gegriffen haben.

Zudem wirkt das Vitamin an der Freisetzung wichtiger Nervenbotenstoffe wie z. B. des »Glückshormons« Serotonin mit. Der Mikronährstoff ist auch am Abbau des gefäßschädigenden Homocystein beteiligt. Homocystein ist ein Eiweißbaustein, der im Körper beim Umbau von Proteinen entsteht und u. a. die Fließeigenschaften des Blutes und die Durchblutung verschlechtern und die Blutgefäße schädigen kann. Da allein durch zu viel Homocystein (ohne das Vorhandensein weiterer Herz-Kreislauf-Risikofaktoren) die Gefahr, einen Herzinfarkt oder Schlaganfall zu erleiden, erhöht werden kann, spricht man auch von einem »unabhängigen« Risikofaktor.

Für den Abbau des Homocysteins benötigt der Körper die Vitamine B$_6$, B$_{12}$ und Folsäure. Wenn diese Mikronährstoffe nicht in ausreichendem Maß vorhanden sind, kann sich das gefährliche Homocystein im Körper anreichern und nicht nur die Blutgefäße, sondern – wie man inzwischen weiß – auch die Nervenzellen schädigen.

Neben der Bedeutung des Vitamins für die Herstellung von Nervenzellen-Komponenten und den Abbau von Eiweißbausteinen wird Pyridoxin auch für den Aufbau des »Haut- und Gelenkstoffs« Kollagen benötigt.

Nur durch das Zutun dieses Vitalstoffs ist es möglich, dass die Eiweißbausteine im Kollagen und auch im Elastin – ein Strukturprotein, das Haut und Blutgefäßen Elastizität verleiht – quervernetzt werden. Somit ist dieser Mikronährstoff auch für ein gesundes Bindegewebe und eine schöne, elastische Haut unverzichtbar.

Vorkommen, Verwertung und Bedarf

Die körpereigenen Reserven des Vitamins sind – ohne Zufuhr von außen – nach etwa 4 bis 6 Wochen erschöpft, Pyridoxin muss daher von außen zugeführt werden. Vitamin B_6 ist in Lebensmitteln pflanzlicher und tierischer Herkunft enthalten (Tabelle 16). Reich an diesem Vitalstoff sind z. B. Innereien, Fleisch, Getreideprodukte und auch die Bierhefe! Mittlere Gehalte findet man in Milch und Gemüse. Beim Braten und Erhitzen (vor allem von tierischen Lebensmitteln) können allerdings Verluste von bis zu 50 Prozent auftreten.

Auch niedrige Temperaturen schaden dem Vitamin: Beim Einfrieren von Obst und Gemüse ist ebenfalls bereits nach wenigen Wochen nur noch die Hälfte des »Nerventreibstoffs« vorhanden. Da das Vitamin zusätzlich sonnenlichtempfindlich ist, empfiehlt es sich bei Getränken (z. B. Säfte, Milch) auf lichtgeschützte Verpackungen zu achten.

Die DGE empfiehlt für Erwachsene die Zufuhr von 1,2 (Frauen) bzw. 1,4 bis 1,5 mg (Männer, altersabhängig) Vitamin B_6 pro Tag.
Orthomolekulartherapeuten empfehlen die Zufuhr von 5 bis 10 mg Vitamin B_6 pro Tag.

TIPP Frische triumphiert! Ganz gleich, ob Sie Dosen- oder Gefrierkost einkaufen, frisches Gemüse hat deutlich mehr Vitamin B$_6$ zu bieten. Daher sollten Sie möglichst oft dieses bevorzugen und jahreszeitlich orientiert einkaufen!

Tabelle 16: Auswahl an Lebensmitteln, die in etwa die offiziell empfohlene (DGE) tägliche Zufuhrmenge von 1,2 bis 1,5 mg (Tagesempfehlung für Erwachsene) an Vitamin B$_6$ enthalten

Lebensmittel	Menge
Weizenkeime	50 g
Vollwertreis	230 g
Linsen	250 g
Haselnüsse	340 g
Schweinefleisch	370 g
Paprika	570 g

Trübsal blasen und schlechte Laune – so kann sich ein Mangel an Vitamin B$_6$ zeigen

Wer »gute Nerven« haben möchte, der sollte auf eine ausreichende Zufuhr von Vitamin B$_6$ achten, denn bei einem Defizit können sich Übellaunigkeit, vermehrte Reizbarkeit, Schlaflosigkeit und depressive Verstimmungen einstellen. Weitere Mangelsymptome können auch bei diesem Vitamin Entzündungen der Haut oder der Zunge sein. Muskelzuckungen, Muskelschwäche oder epilepsieähnliche Krämpfe sind ebenfalls unter einer unzureichenden Vitamin-B_6-Versorgung beobachtet worden. Des Weiteren ist eine vermehrte Ausscheidung von Oxalsäure im Urin (Gefahr für Nierensteine!) als mögliche Begleiterscheinung bei einem Mangel bekannt.

Achtung Risiko – wer besonders auf eine ausreichende Versorgung mit Vitamin B_6 achten sollte

Diabetiker verlieren das Vitamin vermehrt über den Urin und haben insofern einen erhöhten Bedarf. Mangelgefährdet sind weiterhin Personen, die häufig Alkohol konsumieren, denn unter dessen Einfluss kann die Verwertung des Mikronährstoffs entscheidend gestört sein.

Wer Medikamente wie z. B. die Antibabypille, bestimmte Rheumamittel oder Säureblocker für den Magen nimmt, gehört ebenfalls zur Risikogruppe. Auch Teeliebhaber können von einem Mangel betroffen sein, denn das dort vorhandene Theophyllin (das in kleineren Mengen auch im Kaffee vorkommt) stört die Aufnahme von Vitamin B_6.

Vor allen Dingen ist unter dem Einfluss der Antibabypille anscheinend ein erhöhter Bedarf gegeben. Gute Erfahrungen mit der Gabe dieses Vitalstoffs hat man u. a. beim prämenstruellen Syndrom gemacht. Es treten weniger depressive Verstimmungen, Kopfschmerzen, Wasseransammlungen und Brustspannen auf: »Die Tage vor den Tagen« lassen sich – Studien zufolge – durch Vitamin B_6 günstig beeinflussen. Auch beim Karpaltunnel-Syndrom (Nervenengpass-Syndrom an der Hand), das vor allem

Frauen plagt, gibt es Erfolgsberichte und wissenschaftliche Untersuchungen, die die positive Wirkung von Vitamin B$_6$ nahelegen.

Tabelle 17: »Personal Coach« Wann und für wen ist eine ausreichende Versorgung mit Vitamin B$_6$ besonders wichtig
■ Häufiger Alkoholkonsum
■ Einnahme der Antibabypille (u. a. Medikamente)
■ Eiweißreiche Kost
■ Erhöhter Homocysteinspiegel
■ Prämenstruelles Syndrom
■ Karpaltunnel-Syndrom
■ Diabetes mellitus

Vitamin B$_{12}$ – Booster für Wachstum und Blutbildung

Das sind die Aufgaben des Vitamins

Wer glaubt, dass nur Eisen für die Blutbildung wichtig ist, der irrt, denn Vitamin B$_{12}$ (Cobalamin) ist dazu ebenfalls notwendig. Das Vitamin ist an der Bildung der roten Blutkörperchen im Knochenmark beteiligt und sorgt für die Blutgerinnung durch die Blutplättchen. Zudem wird der Mikronährstoff für einen reibungslosen Fettsäure- und Aminosäurestoffwechsel benötigt.

Vitamin B$_{12}$ zählt ebenfalls zu den »Nervenvitaminen« und wirkt, zusammen mit den anderen B-Vitaminen, beim Aufbau des Nervensystems mit, sorgt mit diesen dafür, dass wir uns wohlfühlen und über einen gut funktionierenden Gehirnstoffwechsel verfügen. Der Vitalstoff ist ferner (wie die Folsäure auch) für die Zellneubildung unverzichtbar sowie für gesundes Wachstum und die Entwicklung des Körpers.

Nicht zuletzt nimmt es eine wichtige Funktion ein beim enzymatischen Abbau des bereits erwähnten Gefäßrisikofaktors Homocystein, der die Blutgefäße, die Nervenzellen und vermutlich auch die Knochen schädigen kann.

Vorkommen, Verwertung und Bedarf

In nennenswerten Mengen ist Vitamin B_{12} nahezu ausschließlich in tierischen Lebensmitteln nachweisbar (Tabelle 18). Vor allem Fleisch, Fisch und Milchprodukte können hier als gute Quellen genannt werden. Diverse Bakterien sind ebenfalls in der Lage, dieses Vitamin herzustellen, und so kommt Cobalamin in geringen Mengen auch in pflanzlichen Nahrungsmitteln vor, die unter dem Einfluss von Bakterien hergestellt wurden (z.B. Sauerkraut, sauere Bohnen). Auch im menschlichen Darm stellen die dort vorhandenen Keime Vitamin B_{12} her, allerdings kann dieses vom Körper kaum verwertet werden, sodass die Zufuhr »von außen« unabdingbar ist. Grundsätzlich ist die Aufnahme von Vitamin B_{12} aus der Nahrung über den Verdauungstrakt und der Weitertransport von einem Eiweißbaustein (»Intrinsic Faktor«) abhängig. Dieses Protein, das normalerweise in den Zellen der Magenschleimhaut gebildet wird, nimmt das Vitamin »huckepack« und schleust es so weiter in den Darm, von wo aus der Vitalstoff ins

Blut aufgenommen wird. Eine unzureichende Bildung des Proteins in den Magenschleimhautzellen hat eine deutliche Verschlechterung der Vitamin-B$_{12}$-Aufnahme zur Folge.

Die DGE empfiehlt für Erwachsene (Männer und Frauen) die Zufuhr von 3 µg Vitamin B$_{12}$ pro Tag.
Vitalstoffmediziner empfehlen die Zufuhr von 10 bis 50 µg pro Tag.

Tabelle 18: Auswahl an Lebensmitteln, die in etwa die offiziell empfohlene (DGE) tägliche Zufuhrmenge von 3 µg (Tagesempfehlung für Erwachsene) an Vitamin B$_{12}$ enthalten	
Lebensmittel	**Menge**
Fisch (Hering, Makrele)	30 g
Kaninchenfleisch	30 g
Schweinefleisch	100 g
Rindfleisch	120 g
Käse (Emmentaler, Edamer)	120 g
Speisequark	300 g
Joghurt	500 g

Blass, blutarm und nervös – so kann sich ein Mangel zeigen

Wenn es dem Körper an Vitamin B$_{12}$ mangelt, kann das schwerwiegende Störungen der Blutbildung (»perniziöse Anämie«) zur Folge haben. Dies äußert sich beispielsweise in Müdigkeit, Abgeschlagenheit, Blässe und Nachlassen der Leistungsfähigkeit. Auch eine vermehrte Blutungsneigung, Schwindel, Schleimhautentzündungen oder das Gefühl der »brennenden Zunge« sind bei einem Defizit beobachtet worden.

Wer seinen Körper nicht mit ausreichend Vitamin B_{12} versorgt, hat des Weiteren häufig mit Nervenstörungen zu tun, insbesondere können Gehstörungen, Taubheitsgefühl, eingeschlafene Füße oder Hände, Gedächtnisstörungen, erhöhte Reizbarkeit oder auch Stimmungsschwankungen auftreten. Zudem sind bei einer Unterversorgung mit diesem Mikronährstoff Störungen des Seh- und Hörvermögens (z. B. Tinnitus) bekannt.

Achtung Risiko – wer besonders auf eine ausreichende Versorgung mit Vitamin B_{12} achten sollte

Im Zuge einer bestehenden chronischen Magenschleimhautentzündung wird das für die Verwertung des Vitamin B_{12} notwendige Eiweiß (»Intrinsic faktor«) im Magen nur unzureichend gebildet, wodurch die Versorgung mit diesem Vitamin extrem eingeschränkt sein kann. Das ist besonders häufig bei älteren Menschen der Fall, die zudem in der Regel allgemein weniger Verdauungssäfte bilden als jüngere Menschen und somit einen erhöhten Bedarf an diesem blutbildenden Vitamin haben.

Wurde infolge einer bestehenden Erkrankung ein Teil des Magens oder des Darms entfernt, ist die Vitamin-B_{12}-Verwertung ebenfalls beeinträchtigt. Auch bei entzündlichen Darmerkrankungen ist die Aufnahme des Mikronährstoffs über die Darmschleimhaut ins Blut oft behindert.

Bei bakteriellen Besiedlungsstörungen im Darm (mit den »falschen« Keimen) besteht ein erhöhter Bedarf an Vitamin B$_{12}$. Ebenso kann eine Glutenunverträglichkeit (Zöliakie, Sprue) das Vitamin-Defizit begünstigen. Langjährige Veganer, die jegliche tierische Kost ablehnen, gehören gleichfalls zur Risikogruppe für einen Mangel an diesem Mikronährstoff. Vitamin B$_{12}$ wird größtenteils in der Leber gespeichert. Bei bestehenden Lebererkrankungen kann diese »Vorratshaltung« eingeschränkt sein. Bei Nierenerkrankungen (vor allem mit Dialyse) wiederum wird vermehrt Vitamin B$_{12}$ ausgeschieden, was ebenfalls zu einem Mangel beitragen kann.

Wer Säureblocker, bestimmte Antibiotika, Epilepsiemedikamente, die Antibabypille oder Krebsmedikamente nimmt, der ist ebenfalls der Gefahr einer Unterversorgung ausgesetzt. Bei Blutbildungsstörungen, Stress und besonderen Belastungen sowie bei nervös bedingten Störungen, aber auch bei Fruchtbarkeitsstörungen hat sich die Anwendung von Vitamin B$_{12}$ (zusammen mit anderen B-Vitaminen) bewährt.

Tabelle 19: »Personal Coach«
Wann und für wen ist eine ausreichende Versorgung mit Vitamin B$_{12}$ besonders wichtig

- im Alter
- Veganer
- Erhöhter Homocysteinspiegel
- Störungen der Blutbildung (»perniziöse Anämie«)

- Magenschleimhautentzündungen
- Stress, Belastungssituationen
- Nachlassen der geistigen Leistungsfähigkeit
- Depressionen
- Erkrankungen des Nervensystems (z. B. Begleit-erkrankungen bei Diabetes mellitus)
- Anwendung bestimmter Medikamente

Folsäure – Wachstumsvitamin der ersten Stunde

Das sind die Aufgaben des Vitamins

Die Folsäure, ein weiteres Vitamin der B-Reihe, ist für die Zellteilung und damit für das Wachstum notwendig – und das von Anfang an. Bei Ungeborenen besteht bei einer unzureichenden Versorgung im Mutterleib das Risiko, dass es zu Fehlbildungen kommt – in diesem Zusammenhang wird die Bedeutung des Vitamins für die Zellvermehrung und die lebensnotwendigen Stoffwechselprozesse besonders deutlich.

Tatsächlich ist die Folsäure in eine Vielzahl von enzymatischen Reaktionen eingebunden, die wichtige Stoffwechselvorgänge im Körper katalysieren. Aber auch für den Bau wichtiger Fette, die beispielsweise Bestandteil der Nervenzellhüllen sind, wird das B-Vitamin benötigt.

Ebenso ist die Folsäure an der Synthese bestimmter Hormone (z. B. Melatonin) und Nervenbotenstoffe (z. B. Adrenalin, Serotonin) beteiligt. Auch für die Blutbildung ist die Folsäure (zusammen mit Eisen, Kupfer

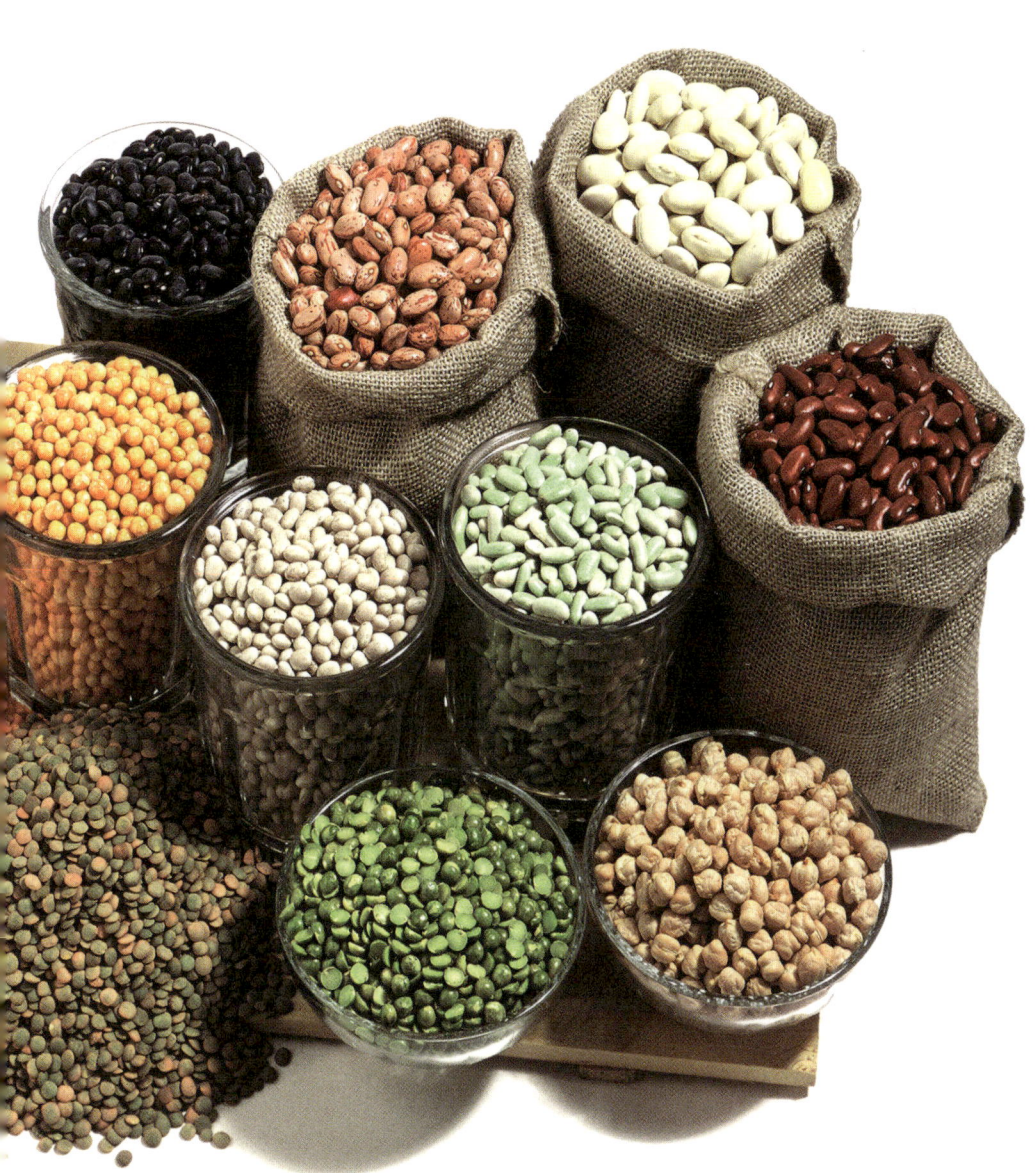

und Vitamin B_{12}) unerlässlich: Damit die »überalterten« roten Blutkörperchen ersetzt werden können, muss der Körper täglich 200 Milliarden (!) neue rote Blutkörperchen herstellen, wofür er die genannten Vitalstoffe als »Hilfsstoffe« benötigt.

Und schließlich ist das B-Vitamin die »tragende Säule« beim Abbau des schädlichen Bausteins Homocystein, der – wie bereits erwähnt – einen Risikofaktor für Herz-, Kreislauf- und Nervenkrankheiten (z. B. Alzheimer'sche Erkrankung) darstellt.

Vorkommen, Verwertung und Bedarf

Folsäure (Folate) kommen in Lebensmitteln pflanzlicher und tierischer Herkunft vor (Tabelle 20). Besonders viel Folsäure findet man in grünem Blattgemüse (z. B. Spinat) oder in Hülsenfrüchten (z. B. Kichererbsen, Sojabohnen), Getreide und Innereien. Allerdings kommt das Vitamin dort sowohl in gut verwertbaren (geringer Anteil) und schlecht aufnehmbaren (weitaus größerer Anteil) Formen vor, und somit sind die Lebensmitteltabellen hinsichtlich der tatsächlichen Folsäureverwertung nicht unbedingt aussagekräftig.

Aus tierischen Produkten wird die Folsäure in der Regel besser aufgenommen als aus pflanzlichen Produkten. Bei einer gemischten Kost geht man im Mittel von einer Verfügbarkeit von etwa 50 Prozent der im Lebensmittel enthaltenen Gesamtmenge aus.

Die Folsäure ist die »Mimose« unter den Vitaminen und besonders empfindlich gegen Sauerstoff, Licht und Wärme. Daher geht z. B. beim Erhitzen ein Großteil des Vitamins verloren – im erwärmten bzw. erhitzten

Lebensmittel sind nur noch 10 bis 20 Prozent des ursprünglichen Folsäuregehalts vorhanden.

Die DGE empfiehlt für erwachsene Frauen und Männer die Zufuhr von 400 µg (Folsäureäquivalent) pro Tag.
Vitalstoffmediziner empfehlen die Zufuhr von 400 bis 800 µg pro Tag.

> **TIPP** In hochwertigen Nahrungsergänzungsmitteln sind in der Regel gut verwertbare Folsäurestrukturen enthalten, die noch dazu sehr stabil und weniger empfindlich gegen Einflüsse von außen (wie z. B. Oxidation durch Licht) sind.

Tabelle 20: Auswahl an Lebensmitteln, die in etwa die offiziell empfohlene (DGE) tägliche Zufuhrmenge von 400 µg (Tagesempfehlung für Erwachsene) an Folsäure enthalten

Lebensmittel	Menge
Leber (Rind)	80 g
Weizenkeime	90 g
Rosenkohl (roh)	220 g
Spinat	300 g
Brokkoli	420 g
Kopf-, Feldsalat	1000 g
Vollkornbrot (Weizen, Roggen)	1500 g

Schwangerschaftskomplikationen und Missbildungen von Neugeborenen – so kann sich ein Mangel zeigen

Ein Folsäuremangel kann mit schweren Blutbildveränderungen einhergehen. Die Herstellung der roten Blutkörperchen im Knochenmark ist dann häufig verlangsamt bzw. deren Reifungsprozess gestört, und es kommt zur Bildung atypischer, »fehlerhafter« roter Blutkörperchen (sog. Megalozyten), weswegen man in diesen Fällen auch von einer Megaloblasten-Anämie spricht. Begleitet wird eine solche Blutarmut oft von Müdigkeit, Leistungsabfall und Hautblässe.

Da sich diese Symptome weitestgehend mit jenen der Blutarmut decken, die durch einen Vitamin-B_{12}-Mangel verursacht werden können, ist es ratsam auch Letzteren in Erwägung zu ziehen: Denn durch die alleinige Gabe von Folsäure kann sich zwar das Blutbild (bei Folsäuremangelbedingter Blutarmut) verbessern, aber die Folsäure kann die wichtigen Funktionen, die Vitamin B_{12} für die Nerven besitzt, nicht erfüllen. Wird ein Defizit an Vitamin B_{12} »übersehen«, dann kann das schwere Nervenstörungen bzw. -schäden zur Folge haben. Deshalb sollte Folsäure stets in Kombination mit Vitamin B_{12}, aber auch zusammen mit weiteren B-Vitaminen verabfolgt werden.

Auch entzündliche Prozesse der Schleimhäute (z. B. der Mundschleimhaut) und Störungen des Knochenstoffwechsels sind bei einer Folsäureunterversorgung bekannt. Bei bestehendem Folsäuremangel gibt es zudem Hinweise auf einen Anstieg des Darmkrebsrisikos.

Besonders dramatisch kann sich eine unzureichende Versorgung mit Folsäure auf die Entwicklung des Fötus während der Schwangerschaft auswirken. Die Folsäure wird u. a. für die Vergrößerung der Gebärmutter, die Bildung des Mutterkuchens und das Wachstum des Embryos benötigt. Inzwischen gibt es klare Hinweise darauf, dass unter einem Folsäuremangel das Risiko für Schwangerschaftskomplikationen (z. B. Frühgeburt, Blutungen) und Missbildungen (z. B. Lippen-, Kiefer und Gaumenspalten) steigt. Die am häufigsten vorkommende Fehlbildung ist der »offene Rücken« (Spina bifida), der auf einen fehlerhaften Verschluss des Neuralrohrs (Vorstufe des zentralen Nervensystems) zurückzuführen ist. Untersuchungen haben ergeben, dass bei ausreichender Folsäurezufuhr das Risiko für diese Missbildung um etwa 70 Prozent gesenkt werden kann. Da sich das Neuralrohr des Embryos in der Regel bereits zwischen der 3. bis 4. Schwangerschaftswoche und somit bereits vor Bekanntwerden der Schwangerschaft schließt, ist bei Kinderwunsch eine frühzeitige optimale Folsäureversorgung anzuraten.

Übrigens gibt es inzwischen auch Hinweise, dass die Folsäure bei Planung einer Schwangerschaft auch für den Mann hilfreich sein kann, denn das Vitamin kann offensichtlich auch zur Gesundheit der Spermien beitragen.

> **TIPP** Wenn Sie einige Jahre die Antibabypille eingenommen und nun einen Kinderwunsch haben, dann sollten Sie täglich zusätzlich Folsäure (400 bis 600 µg) aufnehmen, um im Falle einer Schwangerschaft rechtzeitig für den Mehrbedarf »gerüstet« zu sein. Empfehlenswert ist eine mehrwöchige (2 bis 3 Monate) Anwendung eines Nahrungsergänzungsmittels mit Folsäure bevor es zur Befruchtung kommt.

Achtung Risiko – wer besonders auf eine ausreichende Versorgung mit Folsäure achten sollte

Ein Mangel an Folsäure kommt in allen Altersstufen vor und betrifft besonders häufig ältere Menschen, die krank oder fehlernährt sind. Viele Medikamente (z.B. bestimmte Antibiotika, Schmerzmittel, Säureblocker, »Wassertabletten«, Krebsmedikamente, Arzneimittel gegen Epilepsie) stören die Folsäureverwertung und erhöhen das Risiko für eine Unterversorgung. Besonders hervorzuheben ist in diesem Zusammenhang die Antibabypille, die einer Folsäureausnutzung aus der täglichen Kost entgegenwirken kann. Ein erhöhter Bedarf besteht, wie bereits beschrieben, bei Schwangerschaft, während der Stillzeit und im Wachstum.

Des Weiteren liegt eine Bedarfserhöhung bei bestimmten Erkrankungen wie z.B. Schilddrüsen-, Leber-, Nierenerkrankungen, Rheuma vor. Interessant ist der Hinweis, dass auch ein Mangel an Zink oder Vitamin C ein Folsäuredefizit begünstigen kann, denn diese Vitalstoffe werden bei der Folsäureverwertung benötigt.

Chronischer Alkoholkonsum kann die Darmschleimhaut schädigen, sodass Vitalstoffe allgemein schlechter ins Blut aufgenommen werden, zusätzlich fördert Alkohol die Ausscheidung der wasserlöslichen Folsäure über den Urin und kann auch auf diesem Weg ein Defizit begünstigen.

Die Folsäure kann nicht zuletzt zur Erhaltung der geistigen Leistungsfähigkeit (»Gehirndoping«) notwendig sein. Studien haben gezeigt, dass die Gabe des B-Vitamins zur Verbesserung der Gedächtnisleistung im Alter beitragen kann und dass das Risiko für eine Demenz bei unzureichender Versorgung ansteigt.

In einer großen Untersuchung mit 140 000 amerikanischen Kranken-schwestern (JAMA 293, 2005, 320) wurde nachgewiesen, dass durch die Einnahme von 1000 µg Folsäure die Anzahl betroffener Frauen mit Blut-hochdruck nur etwa halb so hoch war wie bei denjenigen, die weniger als 200 µg konsumierten. Offensichtlich ist die Folsäure für die Gesunder-haltung von Blutgefäßen (u. a. über die Senkung des Homocysteins) von Bedeutung.

Tabelle 21: »Personal Coach«
Wann und für wen ist eine ausreichende Versorgung mit Folsäure besonders wichtig

- Schwangerschaft, Stillzeit
- Fruchtbarkeitsstörungen
- Wachstum und Entwicklung
- Alter
- Erhaltung der geistigen Leistungsfähigkeit
- Erhöhter Homocysteinspiegel
- Blutarmut
- Hörstörungen (z. B. Tinnitus)
- Anwendung von Medikamenten
- Erkrankungen (z. B. Darm-, Leber-, Nierenerkrankungen)
- Alkoholkonsum

Biotin – starker Partner für Haut, Haare und Nägel

Das sind die Aufgaben des Vitamins

Schöne, glatte Haut, glänzendes Haar und feste Fingernägel – wer möchte darauf verzichten? Hier kommt Biotin ins Spiel, das wegen seiner Bedeutung für die Haut auch als Vitamin H bezeichnet wird. Das Schönheitsvitamin gehört jedoch genau genommen zur Gruppe der B-Vitamine. Es ist für die Zellneubildung und die Regeneration von Gewebezellen notwendig. Biotin ist Teil wichtiger enzymatischer Reaktionen, die beispielsweise schwefelhaltige Eiweißbausteine für Haut, Haare und Nägel liefern. Der wasserlösliche Mikronährstoff wird auch für die Regulation der Talgdrüsen gebraucht, die mit ihrem Talg die Hornschicht der Haut geschmeidig halten. Weiterhin ist dieses Vitamin für den Energiestoffwechsel (Kohlenhydrat-, Fett-, Eiweißstoffwechsel) unverzichtbar. Biotin sorgt für die notwendige »Power«, die dem Körper z. B. über die Neubildung von Traubenzucker zur Verfügung gestellt wird. Der Mikronährstoff wird zudem für das Immunsystem und für die Nervenzellen benötigt.

Vorkommen, Verwertung und Bedarf

Obwohl Biotin in der Natur weit verbreitet ist, sind die Konzentrationen in Lebensmitteln eher gering (Tabelle 22). Nur in pflanzlichen Nahrungsmitteln liegt es in freier Form vor, in Lebensmitteln tierischer Herkunft ist das Vitamin stets an Eiweiß gebunden. Diese Verbindung muss im Verdauungstrakt erst gelöst werden, bevor das Biotin ins Blut überführt werden kann. Zudem gibt es Nahrungsmittelfaktoren (z. B. in rohem Hühnereiweiß), die die Verwertung des Biotins hemmen. Interessant ist die Tatsache, dass die im menschlichen Körper angesiedelten Darmbakterien Biotin selbst herstellen und somit einen Beitrag zur Biotinversorgung liefern können.

Die DGE empfiehlt für Erwachsene die Zufuhr von 30 bis 60 µg pro Tag. Vitalstoffmediziner empfehlen die Zufuhr von 300 bis 600 µg (bis 5 mg) pro Tag.

Tabelle 22: Auswahl an Lebensmitteln, die in etwa die offiziell empfohlene (DGE) tägliche Zufuhrmenge von 30 bis 60 µg (Tagesempfehlung für Erwachsene) an Biotin enthalten

Lebensmittel	Menge
Hühnereier	2–3
Sojabohnen	50–100 g
Weizenkleie	80–160 g
Haselnüsse	150–300 g
Champignons	200–400 g
Linsen	390–780 g
Fleisch (Rind, Schwein)	600–1200 g

Schwindende Haarpracht und schlechtes Hautbild – so kann sich ein Mangel zeigen

Freiwillige brachten es an den Tag: Versuchspersonen, die über längere Zeit rohes Hühnereiweiß verzehrten, entwickelten nach etwa 3 bis 4 Wochen Entzündungen, Rötungen und Abschälungen der Haut (»Egg White Injury«). Nach weiteren Wochen stellten sich Muskelschmerzen, Müdigkeit, Störungen der Koordination von Bewegungsabläufen und Überempfindlichkeit gegenüber Berührungen ein.

Ebenso sind Depressionen, Haarausfall, brüchige Nägel, Entzündungen der Bindehaut und Fettstoffwechselstörungen (mit Erhöhung des Gesamtcholesterins) infolge eines Biotindefizits bekannt. Auch der plötzliche Kindstod wird in Zusammenhang mit einem Biotinmangel diskutiert.

Achtung Risiko – wer besonders auf eine ausreichende Versorgung mit Biotin achten sollte

Ein ausgeprägter Mangel an Biotin ist in den Industrienationen eher selten anzutreffen. Trotzdem gibt es Lebensumstände und Risikofaktoren, die mit einem erhöhten Bedarf an diesem Vitamin einhergehen oder auch dessen Verwertung stören können und damit die Gefahr für ein Defizit begünstigen. Dazu zählen bestimmte Hauterkrankungen (Seborrhoische Dermatitis), die mit Juckreiz, Hautschuppung, Haarausfall und brüchigen Fingernägeln einhergehen können.

Unabhängig von einer solchen Erkrankung kann die Einnahme von Biotin besonders bei Nägeln, die zu Spliss und Bruch neigen, sinnvoll sein, wie eine klinische Studie bestätigt hat. Die 6-monatige Anwendung des Vitamins führte zu einer deutlichen Verbesserung der Nagelstruktur.

Die zusätzliche Zufuhr des Vitamins kann besonders auch bei Diabetes mellitus (Typ 2) sinnvoll sein, denn Biotin verbessert die Insulinempfindlichkeit und kann die Glucoseversorgung von Gehirn und Muskelzellen günstig beeinflussen. Bei älteren Menschen, Sportlern und Personen, die künstlich ernährt werden, kann es zur Ausprägung eines Mangels kommen. Wer viel rohes Eiweiß verzehrt, regelmäßig Alkohol konsumiert oder auch eine Beeinträchtigung der Nährstoffverwertung (z.B. durch Magen-Darm-Erkrankungen) hat, dessen Biotinversorgung könnte ebenfalls unzureichend sein.

Medikamente wie Säureblocker, bestimmte Antibiotika (z. B. Tetracycline), Krebsmedikamente und Mittel gegen Epilepsie können der Aufnahme des Biotins entgegenwirken.

Tabelle 23: »Personal Coach«
Wann und für wen ist eine ausreichende Versorgung mit Biotin besonders wichtig

- Haarausfall
- Nagelspliss, -bruch
- Magen-, Darmerkrankungen
- Medikamente
- Diabetes mellitus
- Alter

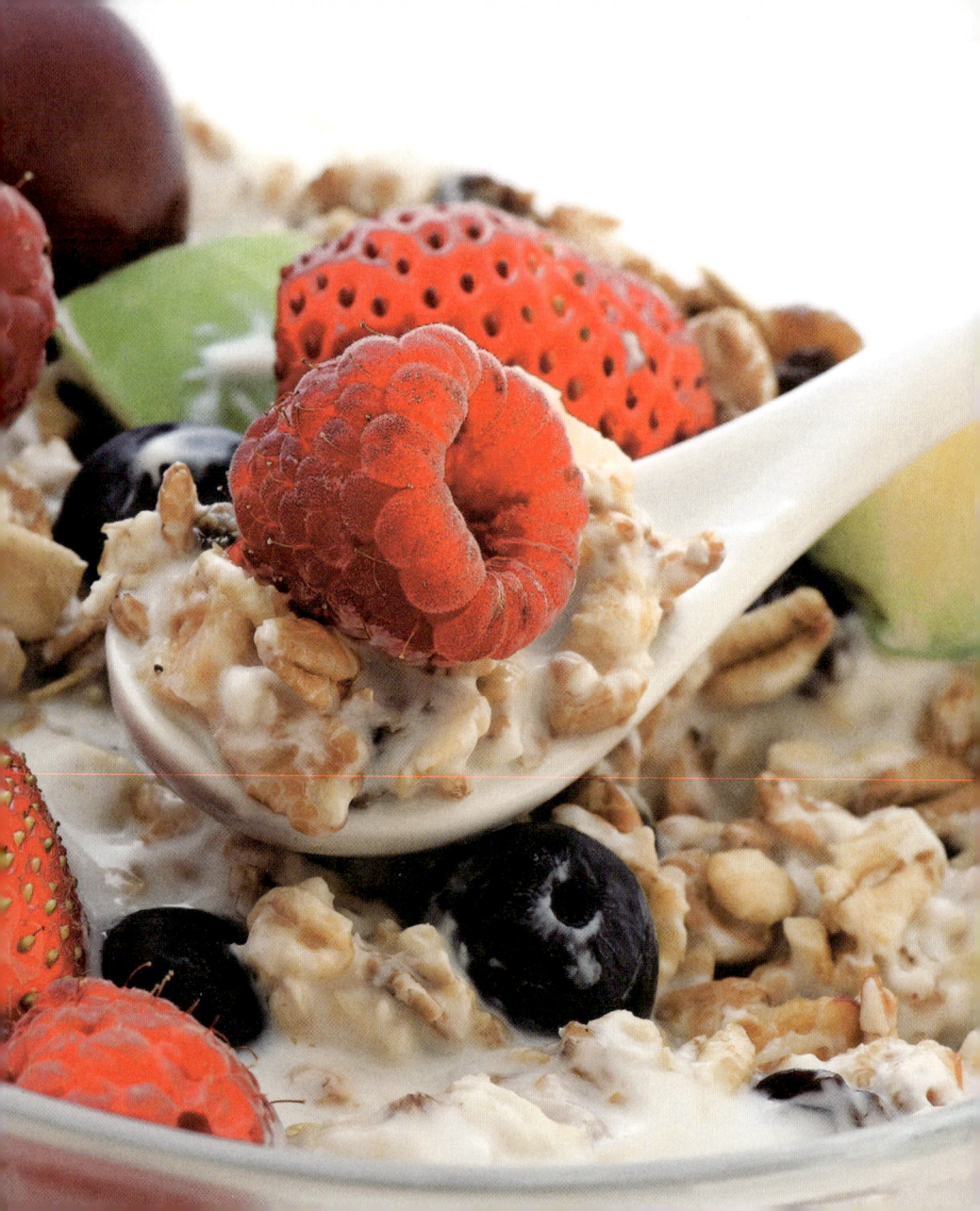

Ballaststoffe – alles andere als überflüssiger »Ballast«

Das sind die Aufgaben der Ballaststoffe

Ballaststoffe sind unverdauliche Bestandteile pflanzlicher Nahrungsmittel, die den Darm auf vielfältige Weise unterstützen. So binden sie beispielsweise Flüssigkeit und erhöhen damit das Stuhlvolumen und das Stuhlgewicht, was sich gerade bei Verstopfungen positiv auswirken kann. Außerdem befördern sie den Speisebrei schneller durch den Verdauungstrakt, was einen ganz entscheidenden Vorteil hat: Je kürzer die Verweilzeit des Nahrungsbreies im Darm ist, umso weniger können die dort enthaltenen giftigen Abfallprodukte der Verdauung die Darmschleimhaut schädigen. Man vermutet, dass eine lange Verweildauer sogar Darmkrebs begünstigen kann.

Doch Ballaststoffe können noch mehr schützende Wirkungen entfalten. So dienen sie beispielsweise als »Futter« für die Darmbakterien, die sich begierig auf diese Fasern stürzen, um ihre Energie daraus zu gewinnen. Ist die Ballaststoffzufuhr hoch, so können sich die guten Darmbakterien effizient vermehren, wovon letztlich wieder unser Abwehrsystem profitiert.

Bei der Verstoffwechselung der Ballaststoffe durch die Darmbakterien entstehen die sogenannten »kurzkettigen Fettsäuren«. Neuere Untersuchungen haben ergeben, dass diese Fettsäuren vor Darmkrebs schützen können. Wir täten also gut daran, unsere Darmbakterien fleißig mit Ballaststoffen zu versorgen, denn nur dann können diese krebsschützenden Fettsäuren im Darm auch gebildet werden. Idealerweise werden Ballast-

73

stoffe (z. B. als Kautabletten) mit den »guten« Darmkeimen kombiniert zugeführt, denn diese Milchsäurebakterien (wie z. B. Laktobazillen) unterstützen die gesunde Darmfunktion und helfen den darmansässigen Bakterien dabei, die wertvollen, schützenden Fettsäuren aus den Ballaststoffen herzustellen.

Schließlich machen Ballaststoffe satt und können damit einen Beitrag zur Vermeidung von Übergewicht bzw. zum Abbau überschüssiger Pfunde leisten. Außerdem bringen diese Faserstoffe den Cholesterinstoffwechsel in Schwung und tragen zur Senkung ungünstiger Fette im Blut bei.

Da Ballaststoffe im Verdauungstrakt – im Gegensatz zu den schnell verfügbaren einfachen Kohlenhydraten – verzögert freigesetzt und ins Blut aufgenommen werden, ergibt sich auch ein positiver Einfluss auf den Insulinstoffwechsel.

Nicht zuletzt können sie der Bildung von Divertikeln (sackförmigen Ausstülpungen der Darmschleimhaut) entgegenwirken. Diese treten häufig infolge einer länger anhaltenden Verstopfung auf und können u. a. mit Bauchschmerzen und Beschwerden beim Stuhlabsetzen einhergehen.

Vorkommen, Verwertung und Bedarf

Helle Brötchen, ausgemahlene Backwaren, weißer Reis, Kuchen, Kekse, Süßigkeiten – das sind sehr häufig unsere Vorlieben in der heutigen Zeit. Die Ballaststoffe bleiben dabei auf der Strecke. Wir verzehren 75 Prozent weniger Ballaststoffe als noch vor 100 Jahren. Und so wundert es nicht, dass die von der Deutschen Gesellschaft für Ernährung ausgesprochene

Empfehlung von mindestens 30 Gramm Ballaststoffe pro Tag von etwa 50 Prozent der Bevölkerung nicht eingehalten wird. Dabei stellt diese empfohlene Menge eine Mindestzufuhr dar – Forschungsgruppen, die sich mit der gesundheitsfördernden Wirkung von Ballaststoffen befassen, empfehlen sogar 50 bis 60 Gramm pro Tag! Durchschnittlich werden hierzulande klägliche 10 bis 20 Gramm pro Tag verzehrt, was eindeutig zu wenig ist.

Besonders ballaststoffreich sind Vollwertgetreide, Hülsenfrüchte, Nüsse, Samen und bestimmte Obstsorten (z. B. Beerenfrüchte, Pflaumen).

> **TIPP** Wenn Sie ballaststoffreiche Lebensmittel bevorzugen, dann denken Sie daran, viel (2 Liter pro Tag) zu trinken, denn die Ballaststoffe benötigen Flüssigkeit zum Quellen im Verdauungstrakt. Andernfalls können sich Blähungen und Verstopfung einstellen.

Tabelle 24: Auswahl an Lebensmitteln, die in etwa die offiziell empfohlene (DGE) tägliche Zufuhrmenge von 30 g (Tagesempfehlung für Erwachsene) an Ballaststoffen enthalten

Lebensmittel	Menge
Weizenkleie	70 g
Leinsamen	80 g
Kichererbsen	140 g
Weizenkeime	170 g

Linsen	270 g
Haferflocken	300 g
Vollkornbrot	370 g
Vollkornnudeln	390 g
Beerenfrüchte	600 g
Äpfel	1500 g

Wenn der Darm streikt – so kann sich ein Mangel zeigen

Wer weniger als 3-mal pro Woche Stuhlgang hat und/oder den Darm nur unter Schwierigkeiten (z.B. Schmerzen, heftiges Pressen) entleeren kann, der gilt als verstopft. Ein Schicksal, das er mit etwa 15 000 weiteren Personen in Deutschland teilt. Obgleich für den Stau im Darm mehrere Ursachen (z.B. auch Medikamente) infrage kommen, kann man davon ausgehen, dass die in der heutigen Zeit praktizierte Ernährung mit ihrer Ballaststoffarmut maßgeblich an diesem – ganz besonders Frauen betreffenden – Phänomen beteiligt ist.

Aber auch andere Beschwerdebilder und Erkrankungen werden mit einem Mangel an diesen Faserstoffen in Verbindung gebracht: Zu diesen zählen beispielsweise das Reizdarmsyndrom, chronische Entzündungen im Darm, Divertikel, Hämorrhoiden, Gallensteine, Zwölffingerdarmgeschwür und Darmkrebs.

Darmkrebs ist in Deutschland bei Männern und Frauen die zweithäufigste Krebsart. Jährlich versterben 30 000 Personen an den Folgen eines Tumors und etwa 57 000 erkranken neu an dieser Krebsart. Eine große

Studie, an der über 400 000 Personen aus 10 europäischen Ländern teil-genommen haben, hat Folgendes gezeigt: Würden wir mehr Faserstoffe essen, hätten wir etwa halb so viele Darmkrebsfälle.

Doch Vorsicht: Menschen mit bestehenden Darmerkrankungen sollten mit Ballaststoffen eher vorsichtig sein und im Zweifelsfall ihren behandelnden Arzt befragen.

> **TIPP** Erziehen Sie Ihren Darm – Dickdarmzeit ist morgens! Günstig kann sich ein Glas Wasser gleich nach dem Aufstehen auswirken. Der Darm ist ein »Gewohnheitstier«. Hilfreich ist es daher, für den Gang zur Toilette immer dieselbe Tageszeit zu wählen.

Basische Mineralstoffe – wertvolle Hilfe bei Übersäuerung

Zu viel Säuren machen krank

Das Gleichgewicht im Säure-Basen-Haushalt ist die Voraussetzung für den geregelten Ablauf aller Körperfunktionen. Es ist die Basis für alle Stoffwechselprozesse und die Grundvoraussetzung für den Erhalt und die Wiedererlangung guter Gesundheit. Im Rahmen von Stoffwechsel-prozessen produziert der Körper in seinen Geweben ständig Säuren (z. B. Harnsäure, Kohlensäure). Normalerweise werden diese neutralisiert (»abgepuffert«) und anschließend über Nieren, Lungen und die Haut ausgeschieden. Die Pufferkapazitäten sind allerdings begrenzt und die heute vielfach praktizierte Ernährung (zu viel und falsche Fette, zu schnell, zu viele »leere« Kalorien, zu spät) beschert uns eine wahre Säureflut. Auch Stress lässt uns »sauer« werden.

Überschüssige Säuren belasten zudem das Bindegewebe, das die Organe umgibt. Auch Gelenkknorpel, Sehnen, Nervengewebe, Darm-, Magenwände, Haut, Haare und Nägel bestehen zum Teil aus diesem Gewebetyp. Mit den Jahren gleicht das Bindegewebe mehr und mehr einer »Mülldeponie«. Die aus den Säuren gebildeten Stoffwechselprodukte werden dort abgelagert und behindern den Austausch zwischen Bindegewebe und Blutkreislauf. Dadurch können die Organfunktionen beeinträchtigt werden.

Zu den Organen, die unter den säurebedingten Stoffwechselprodukten am meisten leiden, zählen die Leber, die Bauchspeicheldrüse, die Gallenblase und die Speicheldrüsen. Die dort ansässigen Enzyme »streiken« bei Übersäuerung und versagen ihren Dienst. Auch die körpereigene Abwehr kann schlappmachen. Die Haut kann bei einer Übersäuerung mit Ausschlägen und Ekzemen, mit einem Verlust an Elastizität und mit der gefürchteten Cellulite reagieren. Auch die Gelenke verübeln dem Körper die Säureflut – Entzündungen und Schmerzen können sich verschlimmern. Daneben können sich auch depressive Verstimmungen, Schlafstörungen, Müdigkeit und Migräne einstellen. Chronische Übersäuerung wird so für eine ganze Reihe von Erkrankungen mitverantwortlich gemacht.

Tabelle 25: Anzeichen und Folgen einer chronischen Übersäuerung (Beispiele)

- Allergien
- Depressive Verstimmungen
- Gicht
- Gelenkbeschwerden
- Hautprobleme (z. B. Neurodermitis, Cellulite)
- Infektanfälligkeit
- Lebererkrankungen
- Magenschleimhautentzündung
- Migräne
- Müdigkeit
- Osteoporose
- Schlafstörungen
- Sodbrennen
- Spannungskopfschmerz
- Verstopfung

Tun Sie etwas für Ihren Säure-Basen-Haushalt?!

Für jeden von uns ist es wichtig, unseren »säurefördernden« Lebensstil zu überdenken, sich mehr zu bewegen, Genussmittel einzuschränken und auch etwas für den Stressabbau zu tun. Auch ist besonders in der heutigen Zeit auf die ausreichende Zufuhr von »Basenbildnern« in der Nahrung zu achten, die die im Körper gebildeten Säuren neutralisieren bzw. kompensieren können. Wir sollten etwa 4-mal so viel von diesen Basenbildnern aufnehmen wie von den »Säurelockern« (Tabelle 26).

Doch genau das Gegenteil ist meist der Fall: Unsere Kost enthält häufig 4-mal mehr säurebildende als basenbildende Bestandteile. Mit zunehmendem Alter sinkt zudem die Fähigkeit der Nieren, die überschüssigen Säuren auszuscheiden, ein Fakt, der das Problem zusätzlich verstärkt.

Ist das Säure-Basen-Gleichgewicht erst einmal gekippt, ist es meist schwierig, nur mit einer Ernährungsumstellung »die Kurve zu kriegen«. Hier hilft die zusätzliche Anwendung von Basenmischungen (mit Kalzium-, Magnesium-, Kaliumsalzen), die idealerweise in Form von Carbonaten oder Citraten in Kapselform angeboten werden. Diese helfen schnell, die Übersäuerung des Körpers abzubauen und den harmonischen Säure-Basen-Haushalt wiederherzustellen. Diese basischen Mineralstoffe sollten regelmäßig über den Tag verteilt dem Körper zugeführt werden.

Interessant sind in diesem Zusammenhang auch Untersuchungen mit Personen, die unter Gelenkbeschwerden bzw. Rückenschmerzen litten. Hier wurde unter der Anwendung einer Basenmischung ein Rückgang der Schmerzen und eine Verbesserung der Beweglichkeit beobachtet; auch die Einnahme von Schmerzmitteln konnte reduziert werden.

> **TIPP** Bewegen Sie sich möglichst viel, denn beim Schwitzen werden überschüssige Säuren über die Haut ausgeschieden. Auch Saunagänge können hilfreich sein. Aber denken Sie daran, dass auch wertvolle Mineralien (z. B. Magnesium, Zink) mit dem Schweiß verloren gehen.

Tabelle 26: Säurebildende und basenbildende Lebensmittel (Beispiele)

Säurebildner	Basenbildner
Fleisch	Obst
Fisch	Gemüse
Wurstwaren	Blattsalate
Erdnüsse	Kartoffeln
Weißmehlprodukte	Kräutertee
Backwaren	Gemüsebrühe
Süßigkeiten	Obstessig
Alkohol	

Sind Sie sauer? Machen Sie den Check-up

- ❑ Essen Sie gerne Süßes?
- ❑ Lieben Sie Weißmehlprodukte (Brötchen, Brot, Kuchen etc.)?
- ❑ Essen Sie wenig Gemüse und Obst?
- ❑ Haben Sie viel Stress oder sind Sie psychischen Belastungen ausgesetzt?
- ❑ Nehmen Sie sich wenig Zeit zum Essen und schlingen Sie die Mahlzeiten häufiger ohne gutes Kauen hinunter?
- ❑ Trinken Sie regelmäßig Kaffee und/oder Alkohol?
- ❑ Bewegen Sie sich eher wenig?

Leiden Sie unter einem oder mehreren der folgenden Beschwerden?

❑   Blähungen

❑   Blasse, fahle Haut

❑   Brüchige Nägel

❑   Cellulitis

❑   Chronische Müdigkeit und Abgeschlagenheit

❑   Chronische Schmerzzustände

❑   Erhöhte Entzündungsbereitschaft

❑   Konzentrationsstörungen und Gedächtnisschwächen

❑   Magen- oder Darmbeschwerden

❑   Matte, stumpfe Haare oder Haarausfall

❑   Migräne, Kopfschmerzen

❑   Schlafstörung und Gereiztheit

❑   Sodbrennen

❑   Ständig kalte Füße oder Hände

❑   Wirbelsäulen-, Muskel- und Gelenkbeschwerden

Auswertung: Wenn Sie mehr als 5 Fragen mit »ja« beantworten, dann kann dieses Ergebnis als Hinweis auf eine chronische Übersäuerung dienen. Überprüfen Sie Ihre Ernährung und auch Ihren Alltag in Bezug auf eine mögliche Säurelast.

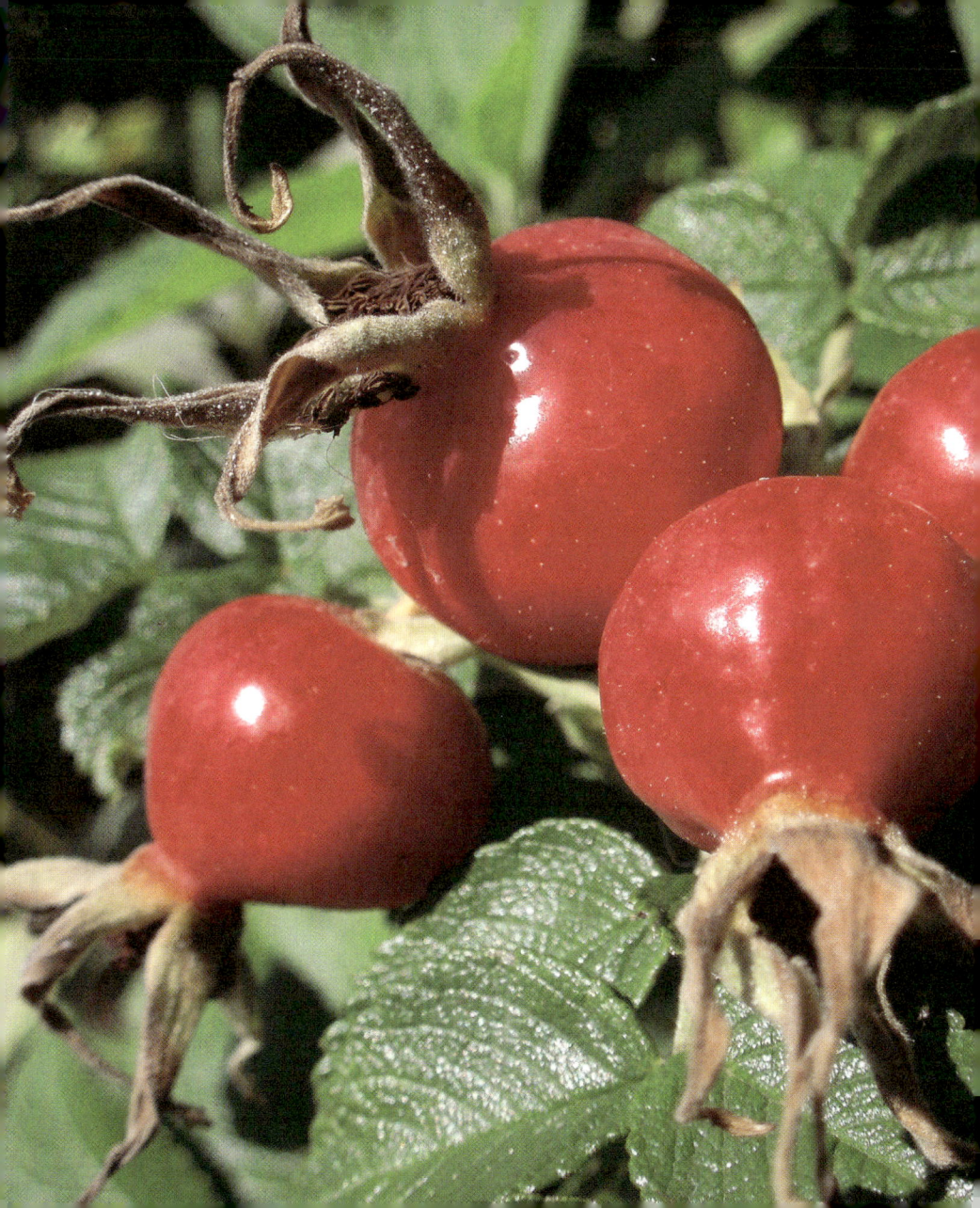

C wie Vitamin C

Vitamin C – Tausendsassa mit vielen Funktionen

Das sind die Aufgaben des Vitamins

Sie glauben, Vitamin C, die Ascorbinsäure, ist »nur« für das Immunsystem von Bedeutung – dann irren Sie sich gewaltig. Dieser Vitalstoff übt eine Fülle von Funktionen im Stoffwechsel aus und ist als »Gesundheitsvitamin« par excellence in der Gesundheitsvorsorge kaum wegzudenken. Vitamin C gilt als effizienter Radikalfänger (Antioxidans) und leistet als solcher einen wichtigen Beitrag zum Zellschutz.

Vitamin C ist darüber hinaus für die Freisetzung des »Stimmungsaufhellers« und Taktgebers für den Schlaf, Serotonin, notwendig und damit für eine ausgeglichene Psyche und einen guten Schlaf unverzichtbar. Auch das Stresshormon Adrenalin kann nur vom Körper hergestellt werden, wenn ausreichend Vitamin C vorhanden ist.

Ascorbinsäure verbessert außerdem die Verwertung von Eisen aus pflanzlichen Quellen, das üblicherweise vom Körper schlechter aufgenommen wird als tierisches Eisen. Damit ist dieser Mikronährstoff vor allem auch für Vegetarier von Nutzen. Vitamin C wirkt zudem an der Kollagensynthese mit. Dieser Eiweißbaustein ist u. a. für die Hautstruktur, die Gelenkgesunderhaltung und auch die Blutgefäße von Bedeutung.

Das »Supervitamin« ist ferner für die Umwandlung von Cholesterin in Gallensäuren wichtig und kann somit einen wertvollen Beitrag zum gesunden Fettstoffwechsel leisten. Weiterhin ist das Vitamin an der Synthese von L-Carnitin mitbeteiligt. Dieser Biostoff fördert die Fettverbrennung und ist für die Gesunderhaltung von Blutgefäßen und Nervenzellen von Bedeutung.

Von besonderer Bedeutung ist Vitamin C für die Abwehrkraft. Es regt die Bildung von Immunstoffen an und macht den Immunzellen im Kampf gegen Bakterien und Viren »Beine«. Interessant ist dabei auch die Wirkung des Vitamins auf Zelltypen, die bei Allergien eine wesentliche Rolle spielen. Die sogenannten Mastzellen sind im Körper für die Freisetzung allergieauslösender Stoffe zuständig. Werden diese Stoffe ausgeschüttet, kommt es auf der Haut zu Juckreiz und Rötungen oder es können sich Niesreiz und/oder ein pelziges Gefühl auf der Zunge einstellen. Vitamin C stabilisiert die Mastzellen und kann so der Abgabe der allergieauslösenden Stoffe entgegenwirken. Wenn eine Allergie stark ausgeprägt ist, kann Vitamin C allerdings sonstige therapeutische Maßnahmen zur Behandlung der Allergie nicht ersetzen.

TIPP Wenden Sie Vitamin C in höheren Dosierungen nie alleine an. Es ist mit der Wirkung von Vitamin E verknüpft, indem es dieses u. a. regeneriert und damit einen Vitamin-E-sparenden Effekt erzeugt. Beide Vitamine sollten, nach Möglichkeit, immer kombiniert werden – am besten in Gemeinschaft mit weiteren Antioxidantien (z. B. mit Selen als Bestandteil eines antioxidativ wirksamen Enzyms). Achten Sie daher beim Kauf von Nahrungsergänzungsmittel auf solche Kombinationen!

Vorkommen, Verwertung und Bedarf

Vitamin C kommt in vielen Obst- und Gemüsesorten vor (Tabelle 27). Die »Hitliste« führen hier, wie bereits im Kapitel »Acerola« erwähnt, die Acerolakirsche, Hagebutten, Sanddorn und Beerenfrüchte (z. B. Johannisbeeren) an. Bei den Gemüsesorten sind besonders Paprika, Kohl und Brokkoli hervorzuheben. In tierischen Lebensmitteln ist der jeweilige Gehalt an Vitamin C in der Regel deutlich niedriger.

Natürlich kommt auch bei diesem Vitamin nicht der gesamte Vitaminanteil, der in den noch nicht weiterverarbeiteten Lebensmitteln steckt, auf den Teller: Hitze, Sauerstoff, Feuchtigkeit, Kälte, Licht und Lagerung machen diesem Vitalstoff den Garaus. So sind beispielsweise in gelagerten Kartoffeln und Äpfeln im Frühjahr nur noch etwa 20 bis 30 Prozent des ursprünglichen Vitamin-C-Gehaltes vorhanden. Werden die Nahrungsmittel gewässert oder erhitzt, sinkt die Konzentration an diesem Vitamin ebenfalls. Werden Früchte (z. B. Beerenfrüchte) tiefgefroren, dann können die Vitamin-C-Verluste nach wenigen Monaten bei 30 bis 40 Prozent liegen.

Vitamin C ist ein wasserlösliches Vitamin mit begrenzter Speicherkapazität. Zu viel wird über den Urin ausgeschieden. Während beispielsweise Aufnahmen von 150 bis 250 Milligramm sehr gut (etwa 80 bis 90 Prozent) vom Körper aufgenommen werden, liegt die Aufnahme bei beispielsweise 1 Gramm (Einmalzufuhr) dann nur noch bei etwa 60 bis 70 Prozent und »Megadosierungen« von mehreren Gramm sorgen dafür, dass der Großteil des Vitamins über die Nieren wieder »nach außen« befördert wird.

Wird Vitamin C allerdings über Infusionen (z.B. bei der Krebstherapie) dem Körper in größeren Mengen angeboten, dann ist die Verwertung deutlich besser als beim Verzehr mit nachfolgender Magen-Darm-Passage.

TIPP Viel hilft nicht immer viel. Es macht wenig Sinn, dem Körper große Mengen an Vitamin C (im Grammbereich) auf einen Schlag anzubieten, denn dann wird ein Großteil mit dem Urin wieder ausgeschieden. Sind größere Zufuhrmengen nötig (fragen Sie hierzu Ihren Therapeuten!), ist es besser, die Aufnahme über mehrere Portionen am Tag zu verteilen.

Die DGE empfiehlt für Erwachsene die Zufuhr von 100 mg pro Tag. Orthomolekulartherapeuten empfehlen die Zufuhr von 2 bis 4 g pro Tag.

Tabelle 27: Auswahl an Lebensmitteln, die in etwa die offiziell empfohlene (DGE) tägliche Zufuhrmenge von 100 mg (Tagesempfehlung für Erwachsene) an Vitamin C enthalten

Lebensmittel	Menge
Acerola	4 g
Hagebutten	10 g
Sanddornbeeren	20 g

Paprika	60 g
Brokkoli	70 g
Fenchel	90 g
Spinat	160 g
Leber (Schwein, Rind)	400 g
Kartoffeln (gekocht)	700 g

Häufig »schlecht drauf« und infektanfällig – so kann sich ein Mangel zeigen

Skorbut – so heißt die typische Vitamin-C-Mangelerkrankung, die Seefahrer in früheren Jahrhunderten mit Schmerzen in Gelenken und Muskulatur, Zahnausfall und schließlich Blutungen in den inneren Organen dahingerafft hat. Obwohl diese Zeiten vorbei sind und man kaum mehr ein solch typisches mangelbedingtes Beschwerdebild antreffen wird, gibt es auch in unseren Breitengraden häufiger eine unzureichende Versorgung an Vitamin C. Diese kann sich beispielsweise durch Zahnfleischbluten, schlechte Wundheilung oder auch eine geschwächte körpereigene Abwehr, Müdigkeit und Leistungsschwäche zeigen. Da Vitamin C eine wichtige Rolle bei der Freisetzung von Nervenbotenstoffen spielt, zeigt sich eine mangelhafte Versorgung oft auch im psychischen Bereich: Depressive Verstimmungen, schlechte Laune, Reizbarkeit und Erschöpfung – das können die Folgen einer Unterversorgung sein.

Achtung Risiko – wer besonders auf eine ausreichende Versorgung mit Vitamin C achten sollte

Es gibt eine Vielzahl von Ursachen für einen Mangel an Vitamin C (Tabelle 28). Allen voran muss das Rauchen genannt werden. Die Radikalschleuder »Zigarette« entzieht dem Körper den kostbaren Schutzstoff in großem Umfang. Raucher haben daher einen etwa doppelt so hohen Bedarf an Vitamin C wie Nichtraucher. Auch wer häufig unter Anspannung und Stress steht, ist mangelgefährdet. Daneben sind auch diverse Krankheiten und Medikamente mit von der Partie, wenn dieser wichtige Vitalstoff vermehrt abgebaut wird. Nicht zuletzt deswegen wird beispielsweise das Schmerzmittel »Acetylsalicylsäure« oft in Kombination mit Vitamin C angeboten, um den arzneimittelbedingten Verlust auszugleichen. Zudem verbessert das Vitamin die Verträglichkeit des schmerzstillenden Wirkstoffs. Jedoch sind die Vitamin-C-Mengen in diesen Kombinationen meist zu gering dosiert.

Auch Säureblocker für den Magen, Krebsmedikamente, die Antibabypille, bestimmte Antibiotika und Cortison können den Bestand an Vitamin C im Körper senken. Ganz besonders droht ein Defizit an Vitamin C bei Diabetes mellitus, denn bei dieser Erkrankung gehen nennenswerte Mengen Ascorbinsäure über den Urin verloren. Untersuchungen haben gezeigt, dass Diabetiker, im Vergleich zu Nichtdiabetikern, einen um 30 Prozent verminderten Vitamin-C-Spiegel im Blut aufweisen.

Bei Erkältungen und grippalen Infekten schafft der Körper Vitamin C aus dem Blut in die Abwehrzellen, da es dort für die Bekämpfung der Krankheitserreger benötigt und verbraucht wird. Die Begleiterscheinung »Fieber« kostet zusätzlich Vitamin C. Ebenso kann Vitamin C bei weiteren viral bedingten Erkrankungen (z. B. Lippenherpes) hilfreich sein und die Heilung (z. B. zusammen mit der Aminosäure L-Lysin das Abheilen der Bläschen) begünstigen.

Während Schwangerschaft und Stillzeit ist der Körper ebenfalls auf eine »Extraportion« Vitamin C angewiesen, da das Vitamin auch für die Entwicklung des heranwachsenden Kindes benötigt wird und der Vitamin-C-Vorrat der Frau damit schneller zur Neige geht.

Interessant ist der Hinweis aus Untersuchungen, dass bei Personen mit einer chronischen Magenschleimhautentzündung oder Magenkrebs häufig erniedrigte Vitamin-C-Spiegel im Blut ermittelt werden. Auch Umweltgifte wie beispielsweise Schwermetalle und Luftschadstoffe (z. B. Ozon) stehlen uns Vitamin C, da dieses für die Entgiftung benötigt wird. Menschen mit Schwermetallbelastungen (z. B. durch Zahnfüllungen) sind hier häufig unterversorgt. Sinnvoll kann die Anwendung von Vitamin C auch bei Augenerkrankungen (z. B. dem grauen Star) sein, denn Studien haben gezeigt, dass Vitamin C (zusammen mit Carotinoiden) die Entwicklung solcher (altersbedingten) Augenkrankheiten hemmen kann.

Vitamin C spielt, wie bereits angedeutet, obendrein eine große Rolle im Bereich der (begleitenden) Krebstherapie, denn bei diesen Patienten kann das Vitamin die Abwehrkräfte positiv beeinflussen, das Allgemeinbefinden und die Lebensqualität verbessern und die Nebenwirkungen von Krebsmedikamenten mindern.

Tabelle 28: »Personal Coach«
Wann und für wen ist eine ausreichende Versorgung mit
Vitamin C besonders wichtig

- Rauchen
- Schwangerschaft, Stillzeit
- Unterstützung bei Erkrankungen wie z. B. Diabetes mellitus, Magen-Darm-Erkrankungen, Allergien, Nierenkrankheiten, Krebs, Gelenkerkrankungen, Erkältungen, grippale Infekte, Augenerkrankungen, Herz-Kreislauf-Erkrankungen, Harnwegsinfekten, Herpes-Infektionen
- Wundheilungsstörungen
- Medikamente

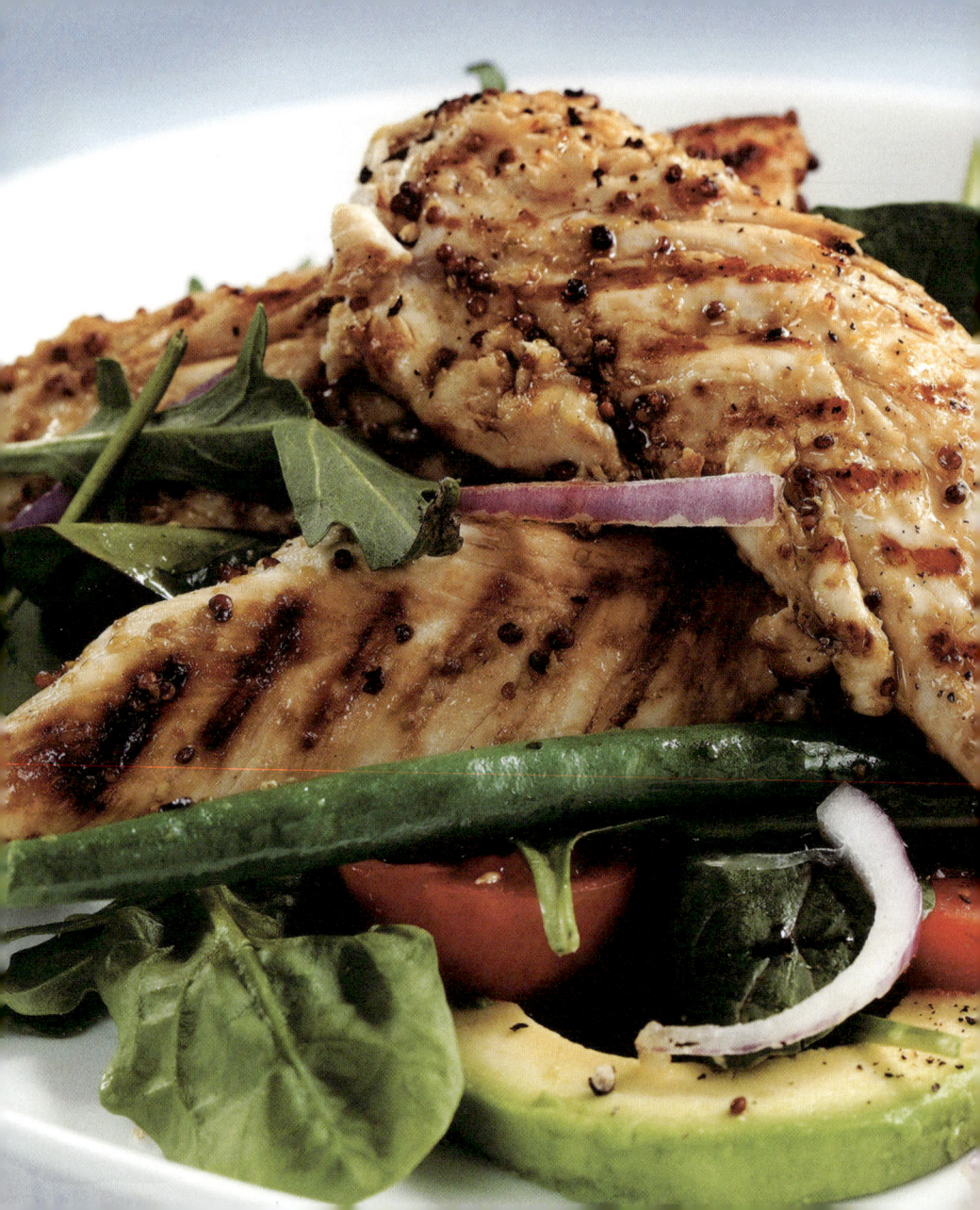

D wie Vitamin D

Vitamin D – weit mehr als nur ein »Knochenvitamin«

Das sind die Aufgaben des Vitamins

Zu keinem Vitalstoff gab es in jüngster Zeit so viele spektakuläre positive Wirkungsaussagen wie zum Vitamin D – genauer gesagt zum Vitamin D_3, denn grundlegend gibt es verschiedene Vitamin-D-Strukturen und Vorstufen, die in der Leber und Niere zur eigentlich wirksamen aktiven Form (Calcitriol) umgewandelt werden. Calcitriol kann zudem auch aus den Vitamin-D-Vorstufen in der Haut – unter dem Einfluss von Licht und Wärme – gebildet werden.

Das aktive Vitamin D_3 ist für die Verwertung von Kalzium und Phosphat und damit für die Gesunderhaltung von Knochen und Zahnschmelz von erheblicher Bedeutung. Es ist an der Mineralisierung und Härtung der Knochen beteiligt und begünstigt die Reifung und Aktivität knochenaufbauender Zellen.

Zudem wird es für die Erregungsleitung in Nerven- und Muskelzellen benötigt und kann sich auf die Muskelmasse und Muskelaktivität positiv auswirken, wodurch beispielsweise u. a. das Sturzrisiko älterer Menschen gesenkt wird.

Vitamin D übt darüber hinaus einen kontrollierenden Einfluss auf die Zellneubildung der Haut aus und kann der Entwicklung von Hautkrankheiten (z. B. Schuppenflechte) entgegenwirken. Ebenso nimmt das Vitamin Einfluss auf das Immunsystem und kann entzündliche Prozesse, die beispielsweise auch bei Allergien eine Rolle spielen können, eindämmen. Auch beim Zuckerstoffwechsel und bei den Schilddrüsenhormonen hat das Vitamin »ein Wörtchen mitzureden«.

Äußerst interessant sind neuere Erkenntnisse zur Tumorüberwachung durch Vitamin D und der Hinweis darauf, dass dieses »Supervitamin« möglicherweise eine schützende Wirkung in Bezug auf Darm- und Brustkrebs aufweist.

Vorkommen, Verwertung und Bedarf

Vitamin D kommt in Pflanzen als Vitamin D_2 (Ergocalciferiol) und in tierischen Lebensmitteln als Vitamin D_3 (Cholecalciferol) vor, aus denen der Körper die stoffwechselaktive Form des Vitamin D_3 (Calcitriol) herstellt. Nennenswerte Mengen an Vitamin D findet man z. B. in fettem Fisch, Fleisch und Milchprodukten sowie in Avocado (Tabelle 29).

Bei den Milchprodukten hängt der Gehalt allerdings von der Jahreszeit ab, denn die Eigensynthese der Tiere ist im Sommer, unter dem Einfluss von Sonnenlicht, deutlich höher als im Winter, was sich letztlich auch auf den Vitamin-D-Gehalt in der Milch niederschlägt. Grundlegend tragen pflanzliche Lebensmittel nur zu einem geringen Umfang zur Versorgung bei.

Für eine gute Verwertung ist etwas Fett nötig, da das Vitamin D zu den fettlöslichen Vitaminen zählt. Die Verluste durch die Nahrungsmittelzubereitung oder durch Lagerung sind eher gering, allerdings ist das Vitamin empfindlich gegen Licht und Sauerstoff.

Die DGE empfiehlt für Erwachsene die Zufuhr von 5 bis 10 µg Vitamin D (entspricht 200–400 IU) pro Tag.

Vitalstoffmediziner empfehlen die Zufuhr von bis zu 2000–4000 IU pro Tag.

TIPP Der Bedarf an Vitamin D hängt eng mit der Versorgung an Kalzium zusammen. Für eine optimale Wirkung von Vitamin D ist auch eine entsprechende Kalziumversorgung notwendig und umgekehrt. Daher sollten in einem Nahrungsergänzungsmittel beide Stoffe in Kombination angeboten werden.

Tabelle 29: Auswahl an Lebensmitteln, die in etwa die offiziell empfohlene (DGE) tägliche Zufuhrmenge von 5 bis 10 µg (Tagesempfehlung für Erwachsene) an Vitamin D enthalten

Lebensmittel	Menge
Lebertran	2–4 g
Hering	20–40 g
Lachs	30–60 g
Eier	2–4 Stück
Heilbutt	100–200 g
Avocado	100–200 g
Butter	400–800 g
Käse (Camembert, Gouda)	500–1000 g
Fleisch (Schwein, Huhn)	1000–2000 g

Kennen Sie die »Englische Krankheit«? – so kann sich ein Mangel zeigen

Verformungen der Wirbelsäule, der Beine und des Schädels, Muskelschwäche, Krämpfe, Zahnfehlstellungen und Entwicklungsstörungen – so kann sich ein Mangel an Vitamin D bei Kindern darstellen. Dieses Krankheitsbild (Rachitis) war viele Jahrzehnte auch unter dem Namen »Englische Krankheit« bekannt, denn diese Mangelsymptomatik trat bei Kindern, die während der industriellen Revolution in den englischen Bergwerken arbeiten mussten und kaum ans Tageslicht kamen, besonders häufig auf.

Bei Erwachsenen kann sich eine Vitamin-D-Unterversorgung ebenfalls in Verformungen des Knochengerüstes (z. B. Trichterbrust) und Schmerzen in den Knochen (Wirbelsäule, Becken, Schultern, Beine) zeigen. Ebenso wird der Osteoporose Vorschub geleistet. Auch Erkrankungen wie Herzmuskelschwäche, Bluthochdruck, Stoffwechselkrankheiten (z. B. Diabetes mellitus) und Multiple Sklerose sowie eine vermehrte Infektanfälligkeit und ein erhöhtes Risiko für Krebs werden als Folge eines Vitamin-D-Defizits diskutiert. Schließlich kann sich ein weniger stark ausgeprägter Mangel an Vitamin D auch in Form von Reizbarkeit und gesteigerter Nervosität äußern.

TIPP Versuchen Sie, so oft es möglich ist, bei gutem und vor allem sonnigem Wetter draußen zu sein – nur so unterstützen Sie Ihren Körper bei der Vitamin-D-Produktion durch die Haut. Bei starker

UV-Einstrahlung mag ein Hautschutz wichtig sein, aber Kleidung und Sonnencreme behindern die Herstellung des »Supervitamins« leider sehr stark. Die beste Vitamin-D-Bildung findet in unseren Breiten in der Mittagssonne statt. Leider ist während dieser Tageszeit die Gefahr für Hautschäden durch das UV-Licht auch am größten. Gegebenenfalls kann man hier auf Vitamin-D-haltige Supplemente ausweichen.

Achtung Risiko – wer besonders auf eine ausreichende Versorgung mit Vitamin D achten sollte

Ausschlaggebend für die Herstellung von Vitamin D in der Haut ist der Anteil an UV-B-Strahlung, der vom Äquator Richtung Norden und Süden zunehmend geringer wird. Insofern spielt natürlich der Breitengrad des Lebensmittelpunktes eine wichtige Rolle für die Vitamin-D-Versorgung. Da allerdings die Fähigkeit der Haut, Vitamin D zu bilden, mit zunehmendem Alter deutlich nachlässt, sind ältere Menschen hinsichtlich einer unzureichenden Versorgung besonders gefährdet. Es liegen zahlreiche Hinweise darauf vor, dass ein Vitamin-D-Mangel bei älteren Menschen – vor allem denjenigen, die bettlägerig sind bzw. in Heimen leben – weitverbreitet ist.

Ganz besonders wichtig ist eine ausreichende Versorgung mit Vitamin D bei Kindern und Heranwachsenden, da dieser Mikronährstoff u. a. für das Knochenwachstum erforderlich ist. Neugeborene haben während der ersten 12 Monate einen doppelt so hohen Bedarf an Vitamin D wie

Kleinkinder, Jugendliche oder Erwachsene, daher sind Säuglinge ebenfalls von einem Mangel bedroht.

Schwierig wird es auch bei Personen, die wenig Fisch und Fleisch essen,
denn dann fehlen diese wichtigen Calcitriol-Quellen. Liegen Störungen
der Fettverdauung, ein Mangel an Gallensäuren oder eine Bauchspei-
cheldrüsenerkrankung vor, dann ist die Ausnutzung des Vitamins aus der
Nahrung eingeschränkt, wodurch eine Unterversorgung begünstigt
wird. Leber- und Nierenerkrankungen wiederum können die körpereigene Umwandlung der Vitaminvorstufen in das aktive Vitamin D_3
stören.

Werden Medikamente zur Bindung von Gallensäuren oder der Behandlung von Fettstoffwechselstörungen angewendet, kann es ebenfalls zu
einer Unterversorgung kommen. Dies gilt auch für bestimmte Säureblocker, Abführmittel, Medikamente gegen Epilepsie und einige Antibiotika. Auch bei Erkrankungen wie z. B. Rheuma oder Multiple Sklerose
sind im Blut häufig niedrige Vitamin-D-Spiegel nachweisbar, die aus-
geglichen werden sollten.

Ein Mehrbedarf an Vitamin D kann auch bei bestehenden chronischen
Erkrankungen (z. B. bei Leber-, Bauchspeicheldrüsenerkrankungen, Fettstoffwechselstörungen) gegeben sein. Eine Auswertung von klinischen
Untersuchungen mit etwa 57 000 Teilnehmern hat gezeigt, dass das
Sterberisiko deutlich sinkt, wenn die Kranken zusätzlich Vitamin D
erhalten. Interessant ist in diesem Zusammenhang auch die Beobach-
tung der Mayo-Kliniken, dass schwer kranke Patienten mit niedrigen
Vitamin-D-Blutspiegeln schmerzempfindlicher waren und mehr Mor-
phium benötigten als jene mit höheren Vitamin-D-Blutkonzentrationen.

Tabelle 30: »Personal Coach«
Wann und für wen ist eine ausreichende Versorgung mit Vitamin D besonders wichtig

- Säuglinge, Kleinkinder, Jugendliche
- Ältere Menschen
- Chronisch Kranke
- Bettlägerige Personen
- Vegetarier
- Leber-, Nierenkranke
- Personen mit Erkrankungen der Galle, der Bauchspeicheldrüse oder mit Fettstoffwechselstörungen
- Unterstützung bei Erkrankungen wie z. B.: Schuppenflechte, Osteoporose, Winterdepression, chronisch-obstruktive Lungenkrankheit, Multiple Sklerose, Rheuma, Krebs, Schmerzzuständen
- Einnahme bestimmter Medikamente

E wie Vitamin E

Vitamin E – fettlöslicher Schutzschirm für Zellen, Blutgefäße und Nerven

Das sind die Aufgaben des Vitamins

Vitamin E ist ein wichtiges »Anti-Aging«-Molekül. Es bremst Enzyme aus, die Kollagen abbauen, und trägt damit u. a. zur Erhaltung der Elastizität der Haut bei. Vitamin E wird hauptsächlich im Fettgewebe, den Nebennieren, im Gehirn, in der Leber, in den Blutplättchen und in den Muskeln abgelagert und hält als Radikalfänger (Antioxidans), sozusagen schützend die Hand über diese Organe. Es erkennt freie Radikale, die unseren Blutfetten, den Gewebefetten oder dem Muskeleiweiß Schaden können, und wehrt diese effizient ab; dies ist besonders auch für Sportler von Bedeutung.

Der fettlösliche Mikronährstoff schützt obendrein die in den Blutgefäßen freigesetzten Stickoxide vor dem Angriff durch die freien Radikale. Diese Stickoxide sind für die Weitstellung der Gefäße und die Regulation des Blutdrucks von besonderer Bedeutung.

Das Vitamin hat eine ganze Reihe von weiteren positiven Effekten, die dem Herz-Kreislauf-System zugutekommen und uns vor Herzinfarkt und Schlaganfall schützen können. So hält Vitamin E die Gefäße und die darin umherschwimmenden roten Blutkörperchen elastisch, verbessert die Durchblutung und wirkt entzündlichen Prozessen, die maßgeblich an der Entstehung von Herzinfarkt und Schlaganfall beteiligt sind, entgegen. Weiterhin übt auch dieses Vitamin einen positiven Einfluss auf die körpereigene Abwehr aus und wirkt an der Tumorüberwachung mit.

TIPP Achten Sie bei der Einnahme von Vitamin-E-haltigen Präparaten darauf, dass es sich um natürliches Vitamin E handelt. Dieses ist zwar etwas teurer, hat jedoch eine höhere biologische Aktivität und wird besser aufgenommen als das synthetische Vitamin E. Erkundigen Sie sich im Bedarfsfall danach.

Vorkommen, Verwertung und Bedarf

Vitamin E kommt vorzugsweise in pflanzlichen Ölen, Nüssen, in geringerem Umfang auch in bestimmten Gemüsesorten und Fisch vor (Tabelle 31). Allerdings kann das hitze-, sauerstoff- und lichtempfindliche Vitamin bei der Ölgewinnung (Raffination) aus den Pflanzen zerstört werden. Der Verlust kann in diesen Fällen bis zu 70 Prozent betragen. Wird das Vitamin-E-haltige Pflanzenöl in einer klaren Glasflasche aufbewahrt, dann kann sich der Vitamingehalt (durch den Lichteinfluss) um weitere 60 Prozent dezimieren. Wenn das Öl zum Braten oder Backen erhitzt wird, kann man davon ausgehen, dass kaum mehr Vitamin E darin vorhanden ist.

Entscheidend ist für den Vitamin-E-Gehalt auch der Anteil an Fettsäuren in den Lebensmitteln, denn je mehr Fett ein Nahrungsmittel enthält, desto größer ist auch die Gefahr einer Schädigung durch freie Radikale und so steigt auch der Bedarf an Vitamin E zum Schutz vor diesen. Daher ist Vitamin E immer in Zusammenhang mit den im Nahrungsmittel enthaltenen Fettsäuren zu beurteilen. Ein sehr gutes Verhältnis zwischen Vitamin E und den Fetten ist beispielsweise im Weizenkeimöl oder auch in Haselnüssen gegeben.

TIPP Bevorzugen Sie kaltgepresste Öle, da bei diesem Verfahren das empfindliche Vitamin E geschont wird, und achten Sie auf eine lichtgeschützte Aufbewahrung.

Die DGE empfiehlt für Erwachsene die Zufuhr von 18 IE (Internationale Einheiten) (Frauen) bzw. 18 bis 22 IE Vitamin E pro Tag (Männer, altersabhängig).
Orthomolekulartherapeuten empfehlen die Zufuhr von 300 bis 600 (1000) IE pro Tag

Tabelle 31: Auswahl an Lebensmitteln, die in etwa die offiziell empfohlene (DGE) tägliche Zufuhrmenge von 18 bis 22 IE (Tagesempfehlung für Erwachsene) an Vitamin E enthalten

Lebensmittel	Menge
Weizenkeimöl	1–1,5 Teelöffel
Sonnenblumenöl	5–7 Teelöffel
Maiskeimöl	8–10 Teelöffel
Haselnüsse	50–70 g

Fisch (z. B. Hering)	80–100 g
Olivenöl	6–7 Esslöffel
Fenchel	300–330 g
Weizenkleie	250–280 g
Roggenvollkornbrot	1700–2000 g

Altersflecken und unerfüllter Kinderwunsch – so kann sich ein Mangel zeigen

Bei einem Mangel an Vitamin E kommt es gehäuft zur Ausbildung sogenannter »Altersflecken«, die sich als bräunlich gefärbte Gebilde von unterschiedlicher Größe auf der Haut (aber auch an den inneren Organen) zeigen, denn bei einer unzureichenden Versorgung mit Vitamin E können die oxidationsempfindlichen Fette und Eiweiße der Haut (z. B. unter Sonneneinstrahlung) geschädigt und dieser »Oxidationsmüll« dann in Form der braunen Flecken abgelagert werden.

Weiterhin kann unter einem Vitamin-E-Mangel das blutbildende System beeinträchtigt sein: Die roten Blutkörperchen haben ein verkürztes Leben und sterben vorzeitig ab. Ein Defizit an diesem Vitalstoff kann sich auch nachteilig auf die Gesunderhaltung von Herz und Blutgefäßen auswirken. Ebenso können sich Konzentrationsstörungen, Gedächtnisschwäche sowie Gleichgewichtsstörungen und Muskelschmerzen einstellen.

Da Vitamin E auch wichtig für die Entwicklung der Geschlechtsorgane und die Fruchtbarkeit ist, kann es bei einem Mangel zu einer Schrumpfung und Schwächung der Geschlechtsorgane und Fruchtbarkeitsstörungen kommen. Eine weitere, äußerst schwerwiegende Folge eines Vitamin-E-Mangels tritt hin und wieder bei »Frühchen« mit einem Geburtsgewicht unter 1500 Gramm auf: Bei etwa einem Drittel der betroffenen Frühgeborenen stellt sich eine Augenerkrankung ein, die zur völligen Erblindung führen kann. Mit einer rechtzeitig eingeleiteten Vitamin-E-Therapie kann der Schweregrad der Erkrankung jedoch verringert werden.

Achtung Risiko – wer besonders auf eine ausreichende Versorgung mit Vitamin E achten sollte

Einen erhöhten Bedarf an Vitamin E – und damit ein erhöhtes Mangelrisiko – haben Personen, die rauchen oder häufig der Sonne ausgesetzt sind bzw. ins Solarium gehen. Auch eine fettreiche Ernährung, vor allem mit einem vermehrten Genuss an mehrfach ungesättigten Fettsäuren lässt die Notwendigkeit einer ausreichenden Versorgung ansteigen.

Darüber hinaus ist Vitamin E vorbeugend für Herz-, Kreislauf- und Nervenkrankheiten (z. B. die Alzheimer sche Erkrankung) im Gespräch, was eine vermehrte Zufuhr notwendig macht. Besonders gefährdet sind auch hier wieder die Diabetiker, denn ihr Herz-Kreislauf-Risiko liegt etwa 2- bis 3-mal so hoch wie jenes von Stoffwechselgesunden. Unter der Anwendung von Vitamin E bei Diabetikern konnte zudem eine Verbesserung der Insulinwirkung und der Nervenreizleitung beobachtet werden, ein weiterer Grund, diesen Vitalstoff in ausreichender Menge zuzuführen. Einen gesteigerten Bedarf haben auch Personen mit Magen-, Darm-, Gallen- und Bauchspeicheldrüsenerkrankungen.

Die Gefahr einer Unterversorgung besteht nicht zuletzt bei Medikamenten (z.B. Parkinson-Mittel, Krebsmedikamente, Abführmittel und bestimmte cholesterinsenkende Arzneimittel), da diese die Vitamin-E-Versorgung stören können.

Interessante Hinweise auf eine augenschützende Wirkung legen nahe, dass das Risiko für altersbedingte Augenerkrankungen (z.B. altersbedingte Makuladegeneration, grauer Star) bei Vitamin-D-Mangel steigt bzw. dass es unter der Anwendung von Vitamin E (zusammen mit Vitamin C und Carotinoiden) deutlich (um etwa 50 Prozent) gesenkt werden kann. Gute Erfolge hat man mit Vitamin E ferner bei entzündlichen Gelenkerkrankungen erzielt und dadurch auch Schmerzmittel einsparen können.

Tabelle 32: »Personal Coach« Wann und für wen ist eine ausreichende Versorgung mit Vitamin E besonders wichtig
■ UV-Stress, Solarium
■ Sport
■ Rauchen
■ Erhöhte Fettzufuhr
■ Schwangerschaft, Stillzeit
■ Vorbeugung und Unterstützung bei Erkrankungen wie z.B. Diabetes mellitus, Herz-Kreislauf-Erkrankungen, Rheuma, Nervenkrankheiten, Augenerkrankungen
■ Einnahme bestimmter Medikamente

K wie Vitamin K

Vitamin K – unverzichtbarer Blutungsstiller

Das sind die Aufgaben des Vitamins

Vitamin K aktiviert im Körper die Herstellung einer Reihe von Proteinen, wie z. B. Blutgerinnungsfaktoren, Eiweiße, ohne die wir bei Verletzungen verbluten würden. Auch Eiweiße, die für einen gesunden Knochenstoffwechsel und die Knochenmineralisation wichtig sind, hängen von der Verfügbarkeit von Vitamin K ab. Ferner wird Vitamin K für Wachstum und Gewebebildung sowie die Gesunderhaltung der Blutgefäße benötigt: Wichtige Eiweißfaktoren, die an Reparaturprozessen in den Blutgefäßen beteiligt sind, scheinen von diesem Mikronährstoff abhängig zu sein.

Neuere Untersuchungen weisen darauf hin, dass das Vitamin auch bei der Tumorüberwachung im Körper wichtige Funktionen einnimmt und Enzyme aktiviert, die zur Kontrolle des Zellwachstums nötig sind.

Vorkommen, Verwertung und Bedarf

Auch das Vitamin K kommt, wie Vitamin D, in verschiedenen Strukturen vor – so z. B. als Vitamin K_1 in grünen Pflanzen (Tabelle 33). Auch die Darmbakterien können Vitamin K (Vitamin K_2) bilden. Daher kommt dieses im menschlichen Darm sowie in tierischen Lebensmitteln vor, ob die Mengen, die die Darmbakterien im menschlichen Verdauungstrakt herstellen, ausreichend sind, ist allerdings fraglich.

Besonders reich an Vitamin K sind Sauerkraut, Rosenkohl, Spinat und Geflügelfleisch. Obst enthält dagegen nur sehr geringe Mengen dieses Mikronährstoffs. Das fettlösliche Vitamin K erfordert für eine gute Ausnutzung immer auch etwas Nahrungsfett: Im Blut wird der Vitalstoff an Fett gebunden und dann in den Organen (vor allem Leber, Niere, Knochenmark) verteilt. Für eine gute Verwertung sind zudem Gallensäuren und Bauchspeicheldrüsenenzyme notwendig.

Die DGE empfiehlt für Erwachsene die Zufuhr von 60 µg (Frauen) bzw. 70 bis 80 µg (Männer) Vitamin K pro Tag.

Orthomolekulartherapeuten empfehlen die Zufuhr von 100 bis 400 µg pro Tag.

TIPP Die Anwendung von höher dosiertem Vitamin K gehört unbedingt in die Hand eines Arztes, da hier engmaschig auch die Blut - gerinnungswerte überwacht werden sollten.

Tabelle 33: Auswahl an Lebensmitteln, die in etwa die offiziell empfohlene (DGE) tägliche Zufuhrmenge von 60 bis 80 µg (Tagesempfehlung für Erwachsene) an Vitamin K enthalten

Lebensmittel	Menge
Sauerkraut	4–5 g

Huhn	15–20 g
Rosenkohl	15–20 g
Spinat, Grünkohl	20–30 g
Kopfsalat	30–40 g
Erbsen	60–80 g
Butter	90–120 g
Vollkornweizen	190–250 g
Bananen	650–870 g

Blutungsneigung und geringe Knochendichte – so kann sich ein Mangel zeigen

Eine unzureichende Versorgung mit Vitamin K kann sich beim Erwachsenen beispielsweise in vermehrtem Nasenbluten oder Blutungen im Bereich der inneren Organe (z. B. im Magen-Darm-Bereich, Harnwegstrakt, Muskelgewebe) oder auch in einer erhöhten Blutungsneigung nach Operationen zeigen.

Auch die Knochen können in Mitleidenschaft gezogen werden: Es kann zu Störungen des Knochenaufbaus, zu einem erhöhten Osteoporoserisiko und damit auch zu einer erhöhten Gefahr für Knochenbrüche kommen. Zudem kann bei einem Vitamin-K-Defizit auch die Gefäßgesunderhaltung beeinträchtigt sein und der Entstehung einer Arteriosklerose Vorschub geleistet werden. Besonders problematisch kann sich ein Mangel bei Neugeborenen mit früh einsetzenden Gehirnblutungen darstellen.

Achtung Risiko – wer besonders auf eine ausreichende Versorgung mit Vitamin K achten sollte

Neugeborene und Säuglinge sind hinsichtlich eines Vitamin-K-Mangels gefährdet, da die Versorgung über die Mutter (»Mutterkuchen«) in der Regel unzureichend ist. Auch gestillte Neugeborene sind häufig von einem Mangel betroffen, da der Vitamin-K-Gehalt in der Muttermilch im Allgemeinen niedrig ist. Untersuchungen zeigen, dass dieser Zustand in den vergangenen Jahren zugenommen hat. Dies wird auf zu langes, ausschließliches Stillen (ohne Beikost) zurückgeführt.

Wer häufig Diäten hält und im Speziellen wenig (grünes) Gemüse verzehrt, bei dem ist die Gefahr hoch, zu wenig Vitamin K mit der Nahrung aufzunehmen. Personen mit geschädigter Darmflora, Zöliakie oder chronisch-entzündlichen Darmerkrankungen bzw. Gallen-, Bauchspeicheldrüsen- und Lebererkrankungen sind ebenfalls mangelgefährdet.

Da zwischen der Vitamin-K-Versorgung und der Knochendichte ein enger Zusammenhang besteht, ist vor allem auch bei Frauen in den Wechseljahren, die ohnehin ein erhöhtes Risiko haben, an Osteoporose zu erkranken, auf eine ausreichende Zufuhr an Vitamin K zu achten. In einer großen amerikanischen Studie mit mehr als 70 000 Frauen wurde gezeigt, dass jene, die täglich mindestens 109 µg Vitamin K aufnahmen, ein um etwa 30 Prozent reduziertes Risiko für Knochenbrüche (Hüfte) hatten.

Besonders wichtig ist es in Bezug auf eine ausreichende Versorgung mit Vitamin K auch, auf Wechselwirkungen mit Medikamenten zu achten, die die Verwertung des Vitamins oder auch den Vitamin-K-Stoffwechsel als solchen stören können. Hierzu zählen beispielsweise Abführmittel, Medikamente zum Binden von Gallensäuren, Mittel gegen Epilepsie, blutgerinnungshemmende Medikamente und Antibiotika (z. B. Tetracycline). Unter der Anwendung von Antibiotika kann zusätzlich die Bildung von Vitamin K durch die Bakterien im Darm stark beeinträchtigt werden.

Tabelle 34: »Personal Coach«
Wann und für wen ist eine ausreichende Versorgung mit
Vitamin K besonders wichtig

- Neugeborene, Säuglinge
- Frauen in den Wechseljahren
- Personen, die wenig (grünes) Gemüse essen
- Personen mit folgenden Erkrankungen: chronisch-entzündliche Darmerkrankungen, Gallen-, Bauchspeicheldrüsen-, Lebererkrankungen, Osteoporose
- Einnahme bestimmter Medikamente

L wie Lachsöl und L-Lysin

Lachsöl – natürlicher Herzschutz und »Brainbooster«

Das sind die Wirkungen von Lachsöl

Lachsöl ist reich an Omega-3-Fettsäuren (DHA = Docosahexaensäure und EPA = Eicosapentaensäure), die eine Reihe gesundheitsfördernder Wirkungen aufweisen. So können diese »guten« Fette beispielsweise erhöhten Bluthochdruck senken, die Durchblutung fördern und damit helfen, die Blutgefäße und das Herz-Kreislauf-System gesund zu erhalten. Zudem haben diese Fettsäuren einen günstigen Einfluss auf den Fettstoffwechsel und wirken Herzrhythmusstörungen entgegen.

Da man inzwischen weiß, dass bei der Arteriosklerose und ihren Folgeerkrankungen (Herzinfarkt, Schlaganfall) entzündliche Prozesse in den Blutgefäßen eine Rolle spielen, ist auch die Tatsache, dass Omega-3-Fettsäuren antientzündlich wirken, interessant. Darüber hinaus ist dieser Effekt der Fettsäuren bei allen entzündlichen Erkrankungen (z. B. Schuppenflechte, Neurodermitis, chronisch-entzündliche Darm-, Gelenkerkrankungen) von Interesse.

Des Weiteren sind die wertvollen Fette wichtig für die Entwicklung der geistigen Leistungsfähigkeit und für einen gut funktionierenden Hirnstoffwechsel. DHA wird speziell auch für die Entwicklung der Augennetzhaut und die Sehfunktion der Augen benötigt.

Schließlich sind diese Fettsäuren unverzichtbare Bausteine für unsere

Zellhüllen und Ausgangsstoffe für wichtige Gewebshormone (z. B. solche, die bei Entzündungen und Schmerz von Bedeutung sind).

Vorkommen, Verwertung und Bedarf

Omega-3-Fettsäuren kommen in Kaltwasserfischen wie beispielsweise Lachs, Hering, Makrele und Thunfisch vor (Tabelle 35). Aber auch in Wildfleisch. Fleisch von gezüchteten Rindern und Schweinen enthält dagegen nur wenig von diesen »guten« Fetten. Auch in bestimmten pflanzlichen Ölen wie z. B. in Raps- oder Leinöl sind die wertvollen Fette vorhanden. Allerdings muss der menschliche Stoffwechsel die in den Pflanzenölen vorkommenden (kurzkettigen) Omega-3-Fettsäuren erst noch in die langkettigen Vertreter umwandeln – nur diese haben die bereits erwähnten positiven Wirkungen. Da diese Umwandlungsrate im Körper jedoch nur sehr begrenzt möglich ist, sind Fischöle empfehlenswert, denn dort sind die langkettigen Fettsäuren natürlicherweise verfügbar, ohne dass der Körper hier noch »Arbeit« mit der Herstellung der langkettigen Strukturen hat.

Jedoch werden diese Öle, eben weil sie reich sind an mehrfach ungesättigten Fettsäuren, schnell ranzig, da diese Vertreter der Fette sehr schnell an der Luft oxidiert werden.

Vonseiten der DGE gibt es keine Empfehlungen hinsichtlich der Einnahme von Omega-3-Fettsäuren.

Orthomolekulartherapeuten empfehlen die Zufuhr von mindestens 0,5 bis 1,0 g EPA/DHA pro Tag.

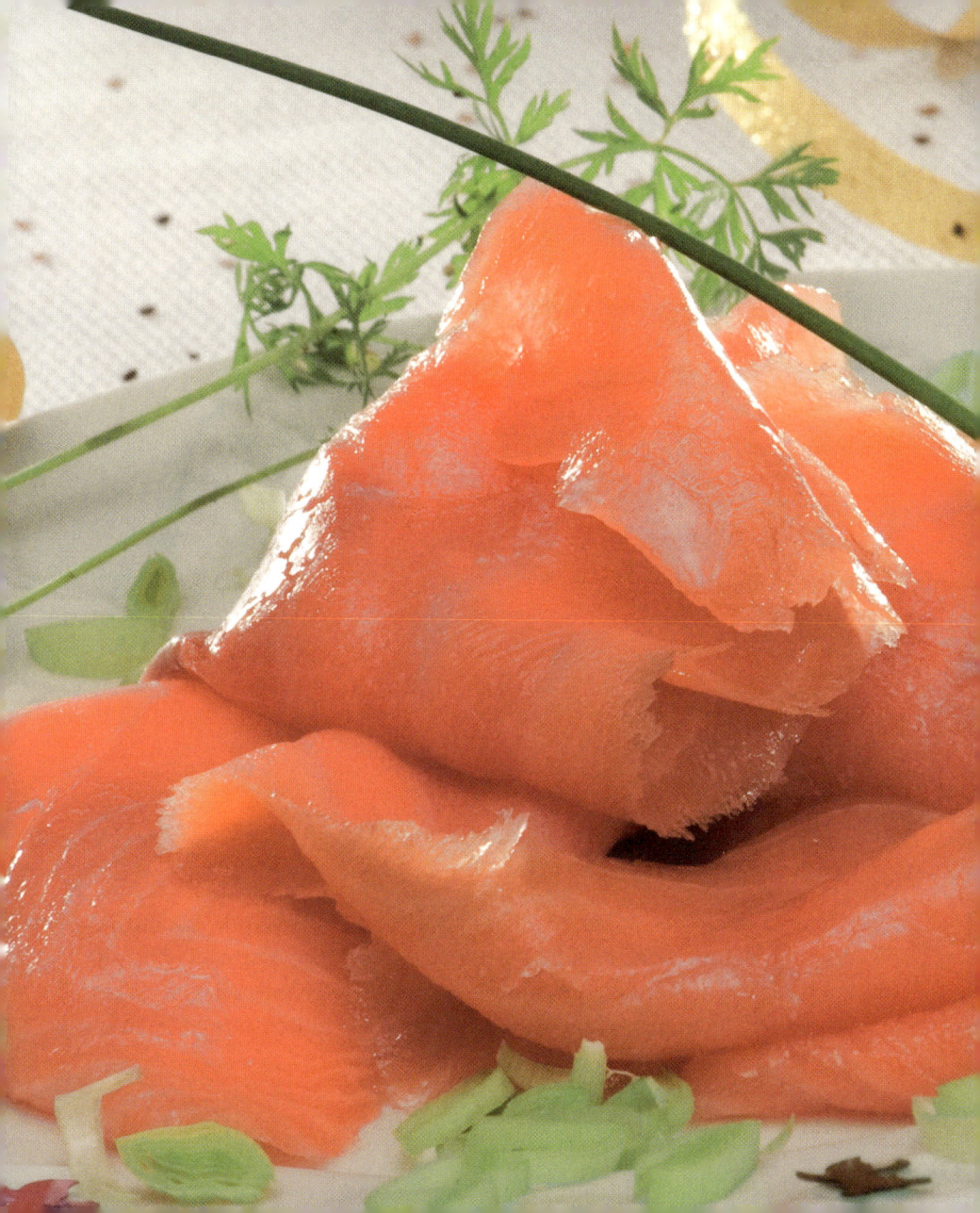

TIPP Achten Sie beim Kauf von Fischölkapseln darauf, ob der Anteil an EPA und DHA ausgewiesen ist, und kaufen Sie nicht irgend-welche, nicht näher definierten »Fischölkapseln«. Da die Produkte grundlegend mit Schwermetallen und Giften (z.B. chlorierten Kohlenwasserstoffen) behaftet sein können, sollten Sie beim Hersteller nachfragen, ob die Nahrungsergänzungsmittel auf diese Begleit-stoffe hin untersucht worden sind.

Tabelle 35: Auswahl an Lebensmitteln, die in etwa 1 g Omega-3-Fettsäuren enthalten

Lebensmittel	Menge
Leinöl	1 g
Rapsöl	6 g
Hering	55 g
Thunfisch	65 g
Lachs	70 g

Schwache Gefäße und schwacher Geist – so kann sich ein Mangel zeigen

Bewegungsmangel, Rauchen, Alkohol sowie eine ungesunde Ernährung erhöhen deutlich das Risiko für Herz-Kreislauf-Erkrankungen. Obwohl auch bei Eskimos diese ungesunde Lebensweise weitverbreitet ist, ist bei ihnen die Herzinfarkt-Rate 40-fach geringer als in den Industrienationen. Als Ursache hierfür gilt die reiche Zufuhr an Omega-3-Fettsäuren durch den hohen Verzehr an Kaltwasserfischen.

Unter einer unzureichenden Zufuhr an diesen wertvollen Fetten kann das Herz-Kreislauf-Risiko ansteigen. Auch Entwicklungs-, Wachstums- und Konzentrationsstörungen sowie Hyperaktivität bei Kindern werden mit einer Unterversorgung an diesen Fettsäuren in Verbindung gebracht. Des Weiteren können sich bei einem Mangel an langkettigen Fettsäuren auch entzündliche Veränderungen der Haut, Ekzeme und auch eine erhöhte Infektanfälligkeit bzw. Neigung zu entzündlichen Erkrankungen einstellen.

Achtung Risiko – wer besonders auf eine ausreichende Versorgung mit Lachsöl achten sollte

Personen mit einem erhöhten Herz-Kreislauf-Risiko haben auch einen erhöhten Bedarf an Omega-3-Fettsäuren, der kaum alleine über Fischkonsum gedeckt werden kann. Im Rahmen einer klinischen Untersuchung mit 18 200 Männern (Shanghai-Studie) wurde der Einfluss der Omega-3-Fettsäuren auf das Herzinfarktrisiko untersucht. Im Verlauf des 12-jährigen Beobachtungszeitraums war die Gefahr, an Herztod zu sterben, bei jenen, die besonders viel von diesen »Gefäßputzern« verzehrten, um bis zu 70 Prozent niedriger als bei der Kontrollgruppe.

Interessant ist auch eine Studie mit Personen, die bereits einen Herzinfarkt erlitten hatten. Die Gabe von Omega-3-Fettsäuren über einen Zeitraum von etwa 3,5 Jahren ergab eine deutliche Risikosenkung für einen weiteren Herzinfarkt.

Besonders wichtig ist die ausreichende Aufnahme langkettiger Fettsäuren auch für schwangere Frauen, da die Omega-3-Fettsäurezufuhr offensichtlich auch Einfluss auf die kindliche Intelligenz haben kann. In einer Untersuchung (ALSPAC-Studie) mit Schwangeren zeigte sich, dass Kinder von Frauen, die während der Schwangerschaft viel Fisch gegessen hatten, eine stärker ausgeprägte Intelligenz und eine bessere Feinmotorik aufwiesen. Ebenso zeigte die Anwendung der Fischfette bei Kindern, die verhaltensauffällig und hyperaktiv waren, gute Ergebnisse.

Schließlich haben auch Personen mit entzündlichen Gelenk-, Haut- oder Darmerkrankungen einen erhöhten Bedarf. Die Anwendung von Omega-3-Fettsäuren bei diesen Personengruppen führte in Studien dazu, dass entzündungshemmende Medikamente (z. B. Cortison) eingespart werden konnten.

TIPP Bei manchen akuten Beschwerden (z. B. einer akuten Bauchspeicheldrüsen- oder Gallenblasenentzündung sollten die Omega-3-Fettsäuren nicht angewendet werden. Daher ist es sinnvoll, sich vom behandelnden Arzt beraten zu lassen, bevor man die Anwendung der Fischöle in Erwägung zieht. Manchmal müssen auch blutverdünnende oder cholesterinsenkende Medikamente in ihrer Dosierung angepasst werden, da diese »guten« Fettsäuren hier ebenfalls eine günstige Wirkung zeigen.

Tabelle 36: »Personal Coach«
Wann und für wen ist eine ausreichende Versorgung mit Omega-3-Fettsäuren besonders wichtig

- Einseitige Ernährung mit wenig Fischkonsum
- Erhöhtes Herz-Kreislauf-Risiko (z. B. bei Diabetes mellitus)
- Fettstoffwechselstörungen
- Schwangere und stillende Frauen
- Konzentrationsstörungen, Hyperaktivität
- Stimmungsschwankungen, Depressionen
- Entzündlichen Haut-, Darm-, Gelenkerkrankungen

L-Lysin – damit geht es Viren »an den Kragen«

Das sind die Aufgaben der Aminosäure

L-Lysin, ein Eiweißbaustein (Aminosäure), ist ein wichtiger Bestandteil des Kollagens. Dieses benötigen wir als Gerüstsubstanz für den Bau von Knorpel, Knochen, Sehnen, Bändern, Haut, Zähnen und auch für die Blutgefäße. Die Aminosäure L-Lysin fördert auch die Aufnahme von Kalzium und die Mineralisation der Knochen.

Weiterhin ist L-Lysin wichtig für die Herstellung von L-Carnitin, das für die Verbrennung von Fettsäuren erforderlich ist. Ebenso spielt der Eiweißbaustein generell für den gesunden Fettstoffwechsel eine Rolle und hilft beim Abbau von Cholesterin mit. Nicht zuletzt wird L-Lysin gebraucht, um die körpereigene Abwehr und die Immunfunktionen am Laufen zu halten.

Vorkommen, Verwertung und Bedarf

L-Lysin kommt bevorzugt in Fleisch, Fisch und tierischen Produkten wie z.B. Milch vor. Auch in Kartoffeln, Hülsenfrüchten und Getreide ist der Eiweißbaustein vorhanden. Allerdings sind die Mengen dort weitaus geringer als in tierischen Lebensmitteln.

Beim Erhitzen von L-Lysin entstehen unverdauliche Reaktionsprodukte, wodurch die Verwertbarkeit allgemein abnehmen kann.

Der Bedarf an L-Lysin wird von Vitalstoffmedizinern für Erwachsene mit 10,5 mg/kg Körpergewicht angegeben. Das würde bei einem 70 Kilogramm schweren Menschen eine tägliche Zufuhr von etwa 730 mg entsprechen.

Tabelle 37: Auswahl an Lebensmitteln, die in etwa die Menge von 700 mg L-Lysin enthalten	
Lebensmittel	**Menge**
Muskelfleisch (Rind)	32 g
Sardinen	30 g
Sojabohnen	36 g
Geflügel (Huhn)	41 g
Parmesan	74 g
Kartoffeln	130 g

Achtung Risiko – wer besonders auf eine ausreichende Versorgung mit L-Lysin achten sollte

Unter einer unzureichenden Versorgung mit diesem wichtigen Eiweißbaustein kann es zu Störungen im Eiweiß- und auch im Fettstoffwechsel kommen. Aber auch eine Begünstigung der Osteoporose und schließlich der körpereigenen Abwehr können die Folgen einer Unterversorgung sein.

Bei Vegetariern ist L-Lysin häufig nicht in ausreichendem Maß vorhanden. Ein erhöhter Bedarf ist generell bei allgemeiner Abwehrschwäche gegeben. Besonders wichtig ist L-Lysin in Zusammenhang mit viralen Erkrankungen, beispielsweise Herpes Viren, die zumeist mit juckenden Lippenbläschen einhergehen. Es liegen Hinweise darauf vor, dass die Aminosäure der Vermehrung der Viren entgegenwirkt und so hilft, die unangenehmen Pusteln und Bläschen zu bekämpfen.

> **TIPP** Bei akuten Lippenbläschen wenden Sie am besten L-Lysin (etwa 3 g/Tag) in Kombination mit Acerola (Vitamin C) an, um Ihr Immunsystem zu unterstützen.

M wie Mineralstoffe

Kennen Sie den Unterschied zwischen Mineralstoffen und Spurenelementen? Mineralstoffe wie beispielsweise Kalzium, Kalium oder auch Magnesium kommen im Körper – mengenmäßig – häufiger (über 50 mg/kg Körpergewicht) vor als Spurenelemente.

Zu den Spurenelementen, die in einer Konzentration von weniger 50 mg/kg Körpergewicht anzutreffen sind, werden beispielsweise Selen, Zink, Eisen, Jod, Mangan, Kupfer, Chrom, Molybdän und Fluor gerechnet. Allgemein werden die genannten Elemente u. a. als Baustoffe für Knochen und Zähne, für die Nervenfunktion und Muskelkontraktion sowie für die Regelung des Wasserhaushalts benötigt. Sie sind zudem Bestandteil einer Vielzahl von Enzymen, des roten Blutfarbstoffs und bestimmter Hormone und wirken als »Hilfsstoffe« im gesamten Stoffwechsel mit. Mineralstoffe und Spurenelemente gehören wie die Vitamine zu den Stoffen, die für den Menschen lebensnotwendig sind. Da der Körper diese Stoffe aber nicht selbst herstellen kann, müssen sie mit der Nahrung aufgenommen werden.

Kalzium – Knochenbaustoff und Pulsgeber für die Reizübertragung

Das sind die Aufgaben des Mineralstoffs

Kalzium ist mengenmäßig der wichtigste Mineralstoff im Körper. Wenn Sie allerdings glauben, dass dieses Element nur für die Knochen gut ist, irren Sie sich. Wir benötigen Kalzium z. B. auch für die Kontraktion der Muskeln oder die Reizübertragung im Nervensystem. Ebenfalls ist die Ausschüttung von Insulin über die Bauchspeicheldrüse ein kalziumabhängiger Vorgang. Der Vitalstoff ist zudem zwingend notwendig für die Blutgerinnung und die Gesunderhaltung der Darmschleimhaut.

Nach neueren Erkenntnissen übt Kalzium eine »kontrollierende« Funktion auf die Zellteilungsrate und die Entwicklung der Darmschleimhautzellen aus. Schließlich ist Kalzium an vielen enzymatischen Reaktionen beteiligt und damit generell für einen »rund laufenden« Stoffwechsel erforderlich.

Vorkommen, Verwertung und Bedarf

Der Mineralstoff Kalzium ist besonders in Milch und Milchprodukten zu finden (Tabelle 38). Beim Käse gibt es allerdings, in Abhängigkeit vom Herstellungsverfahren, unterschiedliche Kalziumgehalte. Hartkäse hat hier »die Nase vorn« und bringt mehr Kalzium auf den Teller als Weich- oder Frischkäse.

In pflanzlichen Lebensmitteln sind mittlere Kalziumgehalte vorhanden, wobei beispielsweise Grünkohl, süße Mandeln und Haselnüsse besonders hervorzuheben sind. Auch in manchen Mineralwässern sind nennenswerte Mengen dieses Mineralstoffs enthalten.

Allerdings ist der spezifische Kalziumgehalt in den einzelnen Lebensmitteln weniger ausschlaggebend als die Verwertbarkeit des Minerals. Diese wird nämlich durch eine ganze Reihe von Faktoren beeinflusst: So können beispielsweise Begleitstoffe im Vollkornmehl (sogenannte Phy-

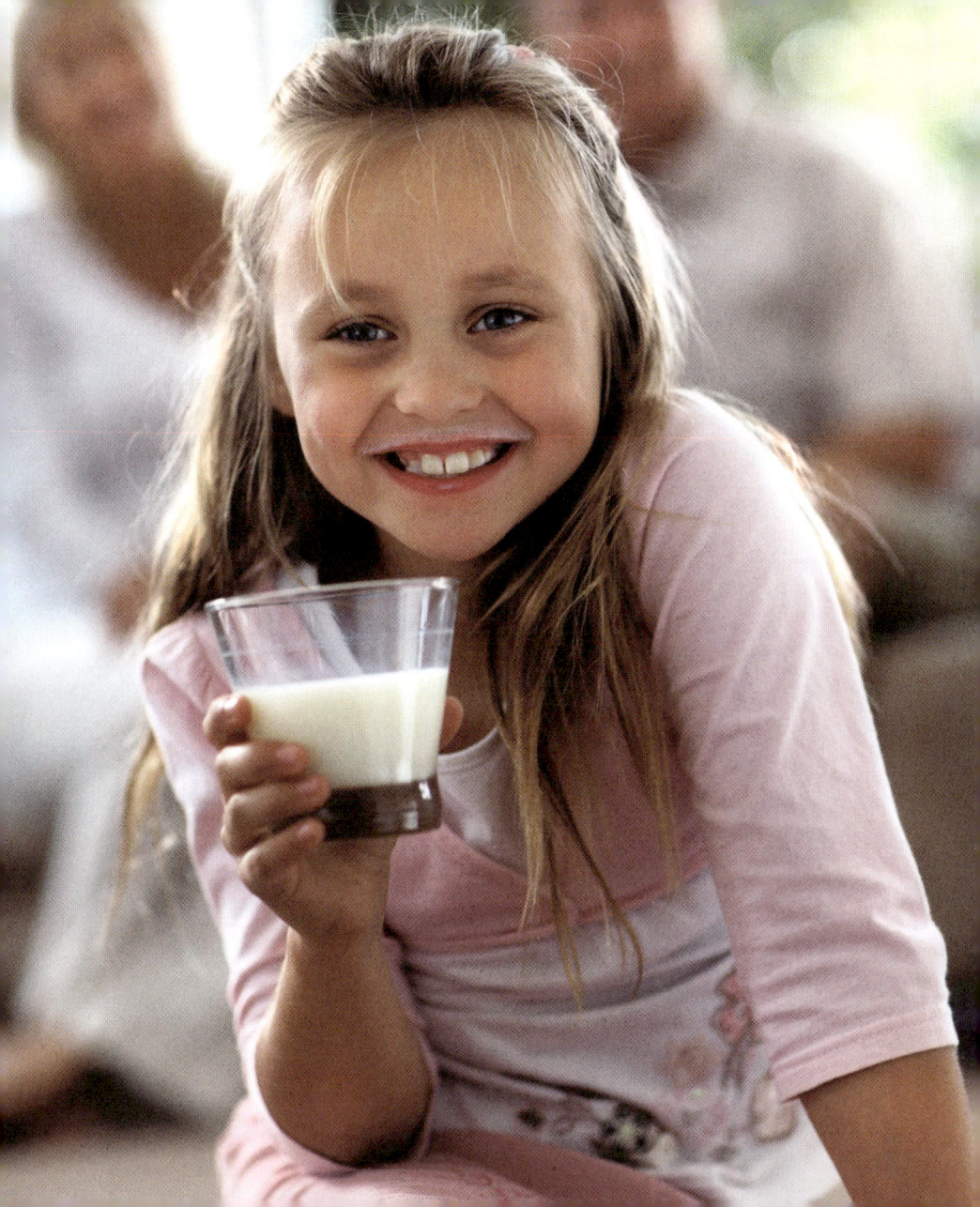

tate) für eine schlechte Aufnahme des Kalziums aus dem Darm ins Blut sorgen. Wer viel Kaffee trinkt, vermindert durch das Koffein die Kalziumverwertung. Auch bei zu geringer Magensäure, was häufiger im Alter vorkommt, ist die Verfügbarkeit eingeschränkt. Dagegen fördert beispielsweise Vitamin C die Aufnahme des Mineralstoffs.

> **TIPP** Bei der Auswahl von Nahrungsergänzungsmittel sollten Sie darauf achten, dass dieses Kalzium mit Vitamin D kombiniert enthält. Beide Vitalstoffe arbeiten am besten »im Team«, denn für die optimale Verwertung von Kalzium und den Einbau des Vitalstoffs in die Knochen ist die ausreichende Zufuhr von Vitamin D notwendig.

Die DGE empfiehlt für Erwachsene die Zufuhr von 1000 mg Kalzium pro Tag.
Vitalstoffmediziner empfehlen die Zufuhr von 1000 mg (1500 mg) pro Tag.

Tabelle 38: Auswahl an Lebensmitteln, die in etwa die offiziell empfohlene (DGE) tägliche Zufuhrmenge von 1000 mg (Tagesempfehlung für Erwachsene) an Kalzium enthalten	
Lebensmittel	Menge
Parmesan	90 g
Emmentaler	100 g

Camembert	200 g
Ölsardinen	300 g
Grünkohl	480 g
Haselnüsse	450 g
Mandeln (süß)	400 g
Fenchel	900 g
Joghurt (1,5%)	1 kg
Milch (3,5%)	1,2 Liter

Schwache Knochen und eine gestörte Blutgerinnung – so kann sich ein Mangel zeigen

Wer zu wenig Kalzium aufnimmt, schadet auf Dauer in erster Linie seinen Knochen. Die Festigkeit nimmt ab und das Frakturrisiko steigt an. Die Osteoporose verursacht bei Frauen in Deutschland jährlich 120 000 Oberschenkelhalsbrüche, in vielen Fällen folgt die Pflegebedürftigkeit. Obgleich der »Knochenschwund« in erster Linie eine typische Frauenkrankheit ist, sind im höheren Alter auch Männer betroffen. Im 75. Lebensjahr weisen beispielsweise die Hälfte der männlichen Zeitgenossen eine Osteoporose auf.

Bei einem Kalziummangel kann es neben der Abnahme der Knochenfestigkeit zu krampfartigen Zuständen und zur Störung der Blutgerinnung kommen. Ferner kann auch die Funktion des Nervensystems durch eine unzureichende Versorgung beeinträchtigt sein und sich Reizbarkeit und Nervosität einstellen.

Bei Menschen mit Bluthochdruck liegt häufig auch ein Kalzium-Mangel vor. Interessant sind in diesem Zusammenhang Daten, die darauf hinweisen, dass Personen, die unter Bluthochdruck leiden, von Kalziumgaben profitieren können – in diversen Untersuchungen gab es Hinweise auf eine blutdrucksenkende Wirkung von Kalzium. In der Schwangerschaft können »Extraportionen« von Kalzium dem schwangerschaftsbedingten Bluthochdruck entgegenwirken.

Achtung Risiko – wer besonders auf eine ausreichende Versorgung mit Kalzium achten sollte

Kalzium ist besonders wichtig für Kinder und Heranwachsende, denn der Mineralstoff wird für den Aufbau der Knochen benötigt – der erhöhte Bedarf wird begleitet vom Risiko der ungenügenden Aufnahme. Mangelgefährdet sind vor allem Personen, die wenig Milch und Milchprodukte konsumieren, denn in diesen Fällen muss die Kalziumversorgung über andere Quellen mit geringeren Kalziumkonzentrationen (z. B. Gemüse) erfolgen. Problematisch ist die ausreichende Zufuhr auch bei Personen mit geringer Magensäure oder Vorlieben für eine salzreiche Kost. Ebenso gehören die »Kaffeeanhänger« zur Risikogruppe für eine Unterversorgung. Auch bei bestimmten Erkrankungen (z. B. Osteoporose, Nierenkrankheiten, Allergien) besteht ein vermehrter Kalziumbedarf, der durch die tägliche Kost allein nicht so ohne Weiteres sichergestellt werden kann. Auch Medikamente wie beispielsweise bestimmte Antibiotika, Cortison, Mittel gegen Epilepsie, Säureblocker und Alkohol können die Kalziumaufnahme stören und für ein Defizit verantwortlich sein.

In Hinblick auf die Vermeidung von Darmkrebs gibt es ebenfalls interessante Informationen zum Kalzium: Der Mikronährstoff scheint das Risiko für diese Erkrankung senken zu können. Auch bei einem bereits vorangegangenen Darmkrebs kann dem erneuten Auftreten von Polypen durch die Gabe von Kalzium (1200 mg pro Tag) entgegengewirkt werden.

Tabelle 39: »Personal Coach«
Wann und für wen ist eine ausreichende Versorgung mit Kalzium besonders wichtig

- Wachstum, Entwicklung
- Besondere Ernährungssituation: Veganer, Laktoseintoleranz, Kuhmilchallergie, phosphatreiche Ernährung (z. B. Colagetränke, Wurstwaren)
- Hoher Salzkonsum, reichlich Kaffeegenuss
- Alkoholkonsum
- Personen mit wenig Magensäure
- Osteoporose (Vorbeugung und Behandlung)
- Vitamin-D-Mangel
- Personen mit Allergien (»Mallorca-Akne«), chronischen Nierenerkrankungen, Diabetes mellitus, Bluthochdruck
- Anwendung von Medikamenten

Magnesium – Herzmineral und »Stressschirmchen«

Das sind die Aufgaben des Mineralstoffs

Magnesium ist ein wahres »Multitalent« mit zahlreichen Funktionen im körpereigenen Stoffwechsel. Der größte Anteil des Magnesiums (mehr als 50 Prozent) befindet sich in den Knochen, da der Mineralstoff am Aufbau der Knochensubstanz maßgeblich mitbeteiligt ist.

Auch in den Muskeln ist reichlich Magnesium eingelagert. Dort ist das Mineral an den Muskelbewegungen mitbeteiligt und wirkt hier als Gegenspieler zum Kalzium. Das Zusammenziehen und Erschlaffen der Muskeln erfolgt aus dem Wechsel zwischen Kalziumeinstrom und -ausstrom. Ist Magnesium nicht in ausreichender Menge vorhanden, dann gelangt zu viel Kalzium in die Muskelzellen und es kommt zu einem Muskelkrampf. Magnesium behebt dieses Ungleichgewicht und sorgt dafür, dass nicht zu viel Kalzium in die Zellen einströmt. Dieser Effekt ist auch für den Herzmuskel von wesentlicher Bedeutung. Magnesium ökonomisiert den Sauerstoffverbrauch des Herzmuskels und wirkt Herzrhythmusstörungen entgegen.

Zusätzlich spielt der Mineralstoff im Energiestoffwechsel eine erhebliche Rolle. Magnesium optimiert den Kohlenhydratstoffwechsel, wie Untersuchungen mit Sportlern gezeigt haben. Des Weiteren ist der Mineralstoff an der Reizweiterleitung (»Nervenkostüm«) beteiligt: Der Mikronährstoff hemmt – vor allem bei zu viel Stress – die Freisetzung der Stresshormone (Adrenalin, Noradrenalin) und hält schützend »die Hand« über das Herz.

127

Vorkommen, Verwertung und Bedarf

Magnesium ist reichlich in Getreide und Vollwertkost enthalten (Tabelle 40). Allerdings ist die Ausnutzung und Aufnahme aus Vollwertprodukten begrenzt, da die ebenfalls in Getreide vorkommenden Ballaststoffe (»Phytate«) die Verfügbarkeit des Mineralstoffs stark einschränken. Gute Magnesiumlieferanten sind weiterhin Nüsse, Kakao, Hülsenfrüchte und bestimmte Mineralwässer.

TIPP Sie möchten Ihren Magnesiumgehalt im Blut bestimmen lassen? Dann achten Sie darauf, dass eine Vollblutbestimmung durchgeführt wird. Da die roten Blutkörperchen etwa 3-mal so viel Magnesium enthalten wie das sie umgebende Plasma, ist die Bestimmung des Gehalts im Serum / Plasma wenig aussagekräftig. Selbst bei »normalem« Serumwert ist daher ein Magnesiummangel nicht auszuschließen.

Die DGE empfiehlt für Erwachsene die Zufuhr von 300 bis 400 mg Magnesium pro Tag.
Vitalstoffmediziner empfehlen die Zufuhr von 300 bis 600 (900) mg pro Tag.

Tabelle 40: Auswahl an Lebensmitteln, die in etwa die offiziell empfohlene (DGE) tägliche Zufuhrmenge von 300 mg (Tagesempfehlung für Erwachsene) an Magnesium enthalten

Lebensmittel	Menge
Weizenkleie	51 g
Kakaopulver	75 g
Cashewnüsse	113 g
Sojabohnen	145 g
Haselnüsse	194 g
Bohnen (weiß)	215 g
Vollkornbrot	333 g
Datteln (getrocknet)	600 g

Herz, Muskeln und Nerven im Leistungstief – so kann sich ein Mangel zeigen

Typische Magnesium-Mangelsymptome sind Muskelkrämpfe (z. B. Wadenkrämpfe), aber auch Kopfschmerzen, Migräne, Nervosität, Schlafstörungen, geringe Stresstoleranz und Depressionen können sich einstellen, wenn dieser wichtige Mineralstoff fehlt.
Außerdem kann sich ein Defizit im Bereich des Herz-Kreislauf-Systems bemerkbar machen: Herzschwäche, Herzrhythmusstörungen und Bluthochdruck können die Folgen sein. Interessant sind des Weiteren Untersuchungsergebnisse, die deutlich machen, dass ein bestehender Magnesiummangel einen Hörsturz oder auch Hörverluste begünstigen kann.

Achtung Risiko – wer besonders auf eine ausreichende Versorgung mit Magnesium achten sollte

Einen erhöhten Bedarf an Magnesium haben beispielsweise Sportler oder Menschen, die gerne in die Sauna gehen und Magnesium über den Schweiß verlieren. Auch im Bereich der Knochengesunderhaltung ist ein Magnesiumdefizit von Nachteil.

Aber auch Herzkranke benötigen viel Magnesium. Es gibt Hinweise darauf, dass das Sterberisiko infolge eines Herzinfarktes durch die rechtzeitige Gabe von Magnesium (intravenös) unmittelbar nach diesem Ereignis gesenkt werden kann. Ebenso können sich Magnesiumgaben bei Herzrhythmusstörungen positiv auswirken.

Bei Diabetikern steigt unter einer unzureichenden Magnesiumversorgung das Risiko für diabetische Folgeerkrankungen (z. B. Nerven-, Nieren-, Augenschäden). Problematisch ist hier die Tatsache, dass Menschen mit dieser Erkrankung auch vermehrt Magnesium über den Urin ausscheiden.

Besonders wichtig ist Magnesium auch für Personen mit Migräne und Kopfschmerzen. In einer Untersuchung hat sich gezeigt, dass das Auftreten der gefürchteten Schmerzattacken unter der Anwendung von Magnesium deutlich gesenkt werden kann. Auch bei Frauen, die unter dem prämenstruellen Syndrom leiden, liegt häufig ein Magnesiummangel vor. Sie sprechen gut auf den Mineralstoff an – Stimmungsschwankungen, Angstzustände und Kopfschmerzen können sich verbessern. Sind schwangere Frauen mit dem Mineral unterversorgt, dann steigt das Risiko für eine Fehl- oder Frühgeburt sowie eine vorzeitige Wehentätigkeit an – auch das haben Studien ergeben.

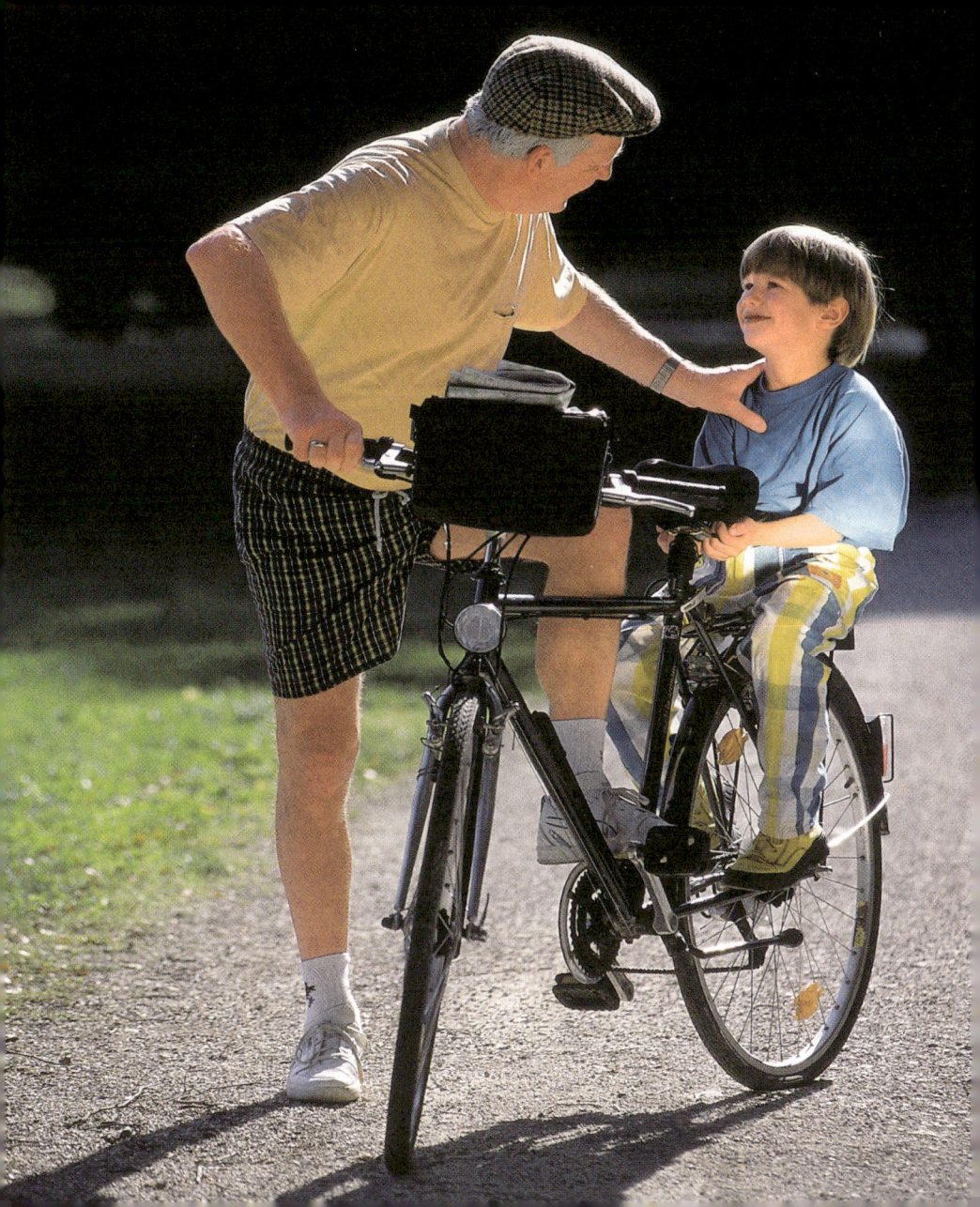

Interessant sind Hinweise auf einen positive Einfluss von Magnesium bei Tinnitus sowie Asthma. Die Gefahr eines Magnesiummangels besteht nicht nur bei diesen genannten Erkrankungen, die mit einem erhöhten Bedarf an diesem Vitalstoff einhergehen, sondern auch bei Personen, die regelmäßig Alkohol konsumieren, denn in diesen Fällen wird der Mineralstoff vermehrt ausgeschieden.

Auch Medikamente wie Antibiotika, Abführmittel, »Wassertabletten«, die Antibabypille und herzwirksame Arzneimittel (z. B. Blutdrucksenker, »ACE-Hemmer«, Digitalispräparate) üben mit dem über die Nahrung (oder auch über magnesiumhaltige Kapseln) zugeführten Magnesium eine Wechselwirkung aus und mindern dessen Verwertbarkeit.

Tabelle 41: »Personal Coach« Wann und für wen ist eine ausreichende Versorgung mit Magnesium besonders wichtig
■ Stress und Leistungsdruck
■ Sport, Saunaanwendungen
■ Schwangerschaft, Stillzeit
■ Alkoholkonsum
■ Personen mit folgenden Erkrankungen: Herz-, Kreislauf-, chronisch-entzündliche Darmerkrankungen, Krebs, Diabetes mellitus, prämenstruelles Syndrom, Kopfschmerzen, Migräne, Asthma, Tinnitus, Schilddrüsenüberfunktion
■ Anwendung von Medikamenten

P wie Pflanzenextrakte und Pro- und Prebiotika

Grünteeextrakt – für die Gesundheit und »die schlanke Linie«

Das sind die Wirkungen des Pflanzenextrakts

Was an Grüntee anders ist als an Schwarztee? Eine ganze Menge. Da wäre einmal der Herstellungsprozess: Während die Blätter des Teestrauchs im Fall der Gewinnung von Schwarztee unter dem Einfluss von Enzymen fermentiert werden und sich dadurch schwarz verfärben, unterbleibt eine solche Fermentation bei der Grünteeherstellung. Die Enzyme werden in diesem Fall durch kurzzeitige hohe Erhitzung inaktiviert, die Blätter behalten dadurch ihre grüne Farbe.

Auch hinsichtlich der Inhaltsstoffe unterscheiden sich Grün- und Schwarztee. So hat der Grüntee einen weitaus höheren Gehalt an Catechinen (z.B. Epigallocatechingallate), diese Inhaltsstoffe legen als hochwirksame Antioxidantien nicht nur effizient schädliche freie Radikale »an die Kette«, auch eine mögliche Schutzwirkung vor Krebserkrankungen wird diskutiert. Tatsächlich gibt es Hinweise aus Studien, die belegen, dass Grüntee die Nährstoffversorgung von Tumorzellen unterbinden und damit das Absterben dieser Zellen begünstigen kann: Gelingt es Krebszellen nicht, durch das Sprießen neuer Blutgefäße Anschluss an das Blutgefäßsystem des Körpers zu erhalten, können sie nicht überleben – der Nachschub an Nährstoffen fehlt. Grüntee scheint – nach den vorliegenden Erkenntnissen – eben diese Bildung neuer Blutbahnen zu bremsen.

Interessant sind auch Daten aus anderen wissenschaftlichen Untersuchungen, die auf eine Verbesserung der Fettverbrennung unter dem Einfluss von Grüntee schließen lassen. So ergab beispielsweise eine Studie mit übergewichtigen Japanern unter »Vielteetrinkern« eine Reduktion des Bauchfetts und eine Gewichtsabnahme im Vergleich zur Kontrollgruppe, deren Zufuhr an den wertvollen Catechinen deutlich geringer war.

Auch der Hinweis aus weiteren Studien, dass Grüntee die Blutgefäße schützt und somit Herz-Kreislauf-Erkrankungen vorbeugen kann, ist bemerkenswert. Teetrinker, die täglich 5 oder mehr Tassen Grüntee tranken, hatten in einer vergleichenden Untersuchung gegenüber jenen Personen, die weniger als eine Tasse pro Tag konsumierten, ein um 26 Prozent verringertes Sterberisiko in Bezug auf Herz-Kreislauf-Erkrankungen. Auch im Hinblick auf die Erhaltung der geistigen Fitness im Alter ist das grüne Getränk im Gespräch.

Zur allgemeinen Gesunderhaltung werden täglich 3 bis 5 Tassen Grüntee empfohlen.

TIPP Wenn Ihnen Grüntee nicht schmeckt, dann können Sie auch auf Grünteekapseln ausweichen. Achten Sie beim Kauf darauf, dass der Anteil an Catechinen (EGCG) angegeben ist. Die Empfehlung von 150 bis 300 mg EGCG/Tag kann hierbei als Richtwert gelten.

Isoflavone – für einen »hitzefreien« Wechsel

Warum Asiatinnen weniger leiden

Während den Wechseljahren geht es nicht jeder Frau gut. 75 Prozent, so haben Studien ergeben, leiden unter typischen Wechseljahresbeschwerden wie Hitzewallungen und Stimmungsschwankungen (Tabelle 42). Schuld daran sind natürliche Umstellungsprozesse, die im Leben jeder Frau irgendwann – meist zwischen dem 45. und dem 55. Lebensjahr – einsetzen. Während dieser Zeit, die genauso zum Leben dazugehört wie Kindheit und Jugend, beginnt sich der Körper umzustellen: Die Fruchtbarkeit nimmt ab und endet schließlich. Sichtbares Zeichen hierfür ist die letzte Menstruation (»Menopause«) im Leben einer Frau. In dieser Zeit verändert sich der Hormonhaushalt, speziell die Östrogenproduktion nimmt ab, was in den genannten unangenehmen Begleiterscheinungen zum Ausdruck kommt.

Neben einer positiven Einstellung zu dieser Zeit des Wandelns hilft auch die Ernährung, Wechseljahresbeschwerden zu umgehen. Besonders hilfreich sind hier Isoflavone. Sojabohnen enthalten diesen Vitalstoff, der über eine günstige Beeinflussung des Hormonhaushaltes den typischen Beschwerden entgegenwirken kann. Interessanterweise nehmen Asiatinnen, die deutlich weniger unter Wechseljahresbeschwerden (und auch Brustkrebs) leiden, durch Sojaprodukte etwa 10-mal so viele Isoflavone auf wie Europäerinnen.

Auch in Rotklee sind Isoflavone enthalten, die sich mit jenen aus Soja sehr gut ergänzen.

Tabelle 42: Typische Wechseljahresbeschwerden (Beispiele)
■ Hitzewallungen, Schweißausbrüche
■ Depressive Verstimmungen
■ Reizbarkeit
■ Schlafstörungen
■ Müdigkeit, Antriebslosigkeit

Isoflavone wirken als »pflanzliche Östrogene«

Die in Soja und Rotklee vorkommenden Isoflavone zählen zu den sogenannte »Phytoöstrogenen« (griech. Phytos = Pflanze). Diese Biostoffe können den Hormonhaushalt sanft modulieren und ausgleichen. Sie sind in ihrer Struktur dem bei Frauen vorherrschenden Östrogen (17-ß-Östradiol) ähnlich und können somit die »Andockstellen«, die normalerweise für diese weiblichen Hormone vorgesehen sind, besetzen. Frauen, die Isoflavone anwenden, berichten häufig über einen Rückgang der lästigen Beschwerden.

Studien weisen darüber hinaus darauf hin, dass Isoflavone auch eine gefäß- und knochenschützende Wirkung aufweisen. Sogar für Männer sind die Isoflavone inzwischen in Bezug auf den Schutz der Prostata im Gespräch.

Für Frauen mit Wechseljahresbeschwerden werden 40 bis 80 mg Isoflavone pro Tag empfohlen.

TIPP Soja- und Rotklee-Isoflavone ergänzen sich, daher ist die Kombination sinnvoll. Wichtige Voraussetzung für eine gute Wirkung ist ein gesunder Darm, der mit »guten« Bakterien besiedelt ist.

Nachtkerzenöl – Schönheit, die von innen kommt

Das sind die Wirkungen des Pflanzenextrakts

Nachtkerzenöl ist reich an Gamma-Linolensäure. Diese mehrfach ungesättigte Fettsäure hat eine Reihe positiver Eigenschaften: Sie wirkt Entzündungen entgegen und wird daher gerne bei entzündlichen Hauterkrankungen angewandt (Tabelle 43). Da bei Neurodermitikern häufig der Fettstoffwechsel gestört ist und ein Mangel an Gamma-Linolensäure vorliegt, empfiehlt sich auch hier die Gabe dieses Vitalstoffs.

Nachtkerzenöl kann auch bei Allergien hilfreich sein, da die dort vorhandene Fettsäure die Freisetzung des Histamins, das die typischen allergischen Beschwerden wie beispielsweise Jucken, Rötung oder auch Pustel- und Quaddelbildung verursacht, inhibiert.

Des Weiteren scheint sich die Gamma-Linolensäure günstig auf die Weitstellung der Blutgefäße auszuwirken. Auch im Bereich des Nervenzellschutzes macht die Fettsäure von sich reden: Sie beeinflusst den gesamten Nervenstoffwechsel positiv. Daher kann sie beispielsweise auch beim Aufmerksamkeitsdefizitsyndrom (ADHS), bei dem u.a. eine Störung des Fettstoffwechsels als eine der Ursachen diskutiert wird, und bei Stress hilfreich sein.

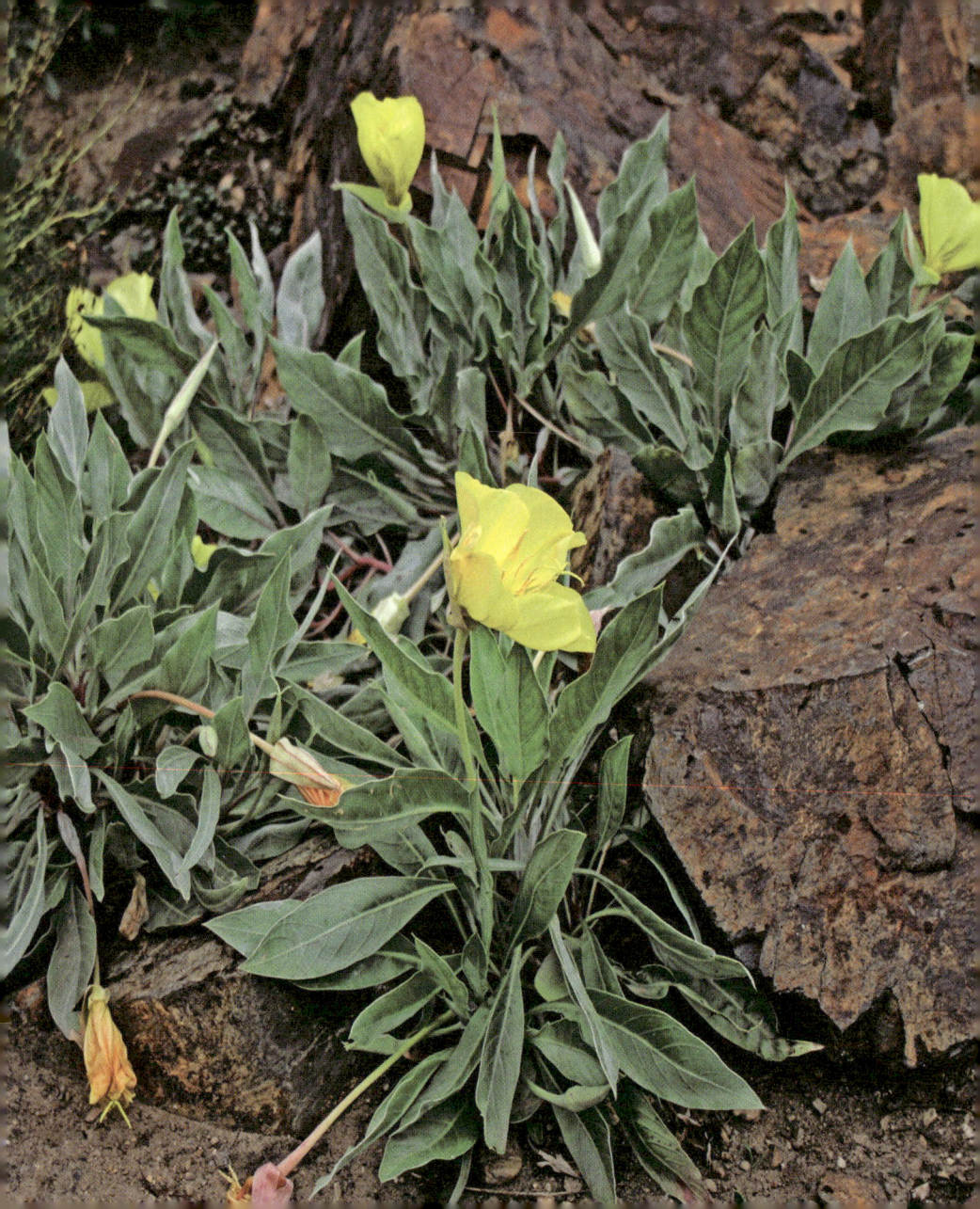

Wenn der Bedarf an Gamma-Linolensäure nicht ausreichend gedeckt ist, kann es zu Mangelerscheinungen, z. B. Infektanfälligkeit, Hautunreinheiten, Entzündungen und Wundheilungsstörungen kommen. Die zusätzliche Einnahme von Nachtkerzenöl ist auch beim prämenstruellen Syndrom sinnvoll, da hier oft Störungen im Bereich der Psyche (Reizbarkeit, Stimmungstiefs etc.) vorliegen (positiver Einfluss auf das »Nervenkostüm«).

Verwertung, Bedarf und Anwendungsbereiche

Nachtkerzenöl kann äußerlich und innerlich angewendet werden. Bei entzündlichen Hauterkrankungen sind oft beide Anwendungsformen in Kombination hilfreich. Für die innere Anwendung wird Nachtkerzenöl in Kapselform angeboten.

Orthomolekularmediziner empfehlen 1,5 bis 3 g Nachtkerzenöl für die innere Anwendung pro Tag.

Tabelle 43: Bei folgenden Erkrankungen ist die Anwendung von Nachtkerzenöl sinnvoll:
■ Hautprobleme: Symptome wie trockene Haut mit Krusten- und Schuppenbildung, Juckreiz (Neurodermitis)
■ Schlechte Wundheilung
■ Typische Beschwerden an den »Tagen vor den Tagen«, dem sogenannten prämenstruellen Syndrom (PMS)
■ Wechseljahresbeschwerden

- Trockene Schleimhaut
- Leistungsabfall, Konzentrationsstörungen und Nervenerkrankungen
- Nachlassende Abwehrkraft und Energie
- Chronische entzündliche Erkrankungen

TIPP Da mehrfach ungesättigte Fettsäuren wie die Gamma-Linolensäure (Nachtkerzenöl) oxidationsempfindlich sind, ist es sinnvoll, diese in der Kombination mit antioxidativen Vitaminen (z. B. Vitamin E) anzuwenden, denn der fettlösliche Radikalfänger schützt die im Nachtkerzenöl vorhandenen empfindlichen Fette vor der Schädigung durch die aggressiven kleinen Teilchen.

Pro- und Prebiotika – Hilfe für den gestressten Darm

Der Darm wird in seiner Bedeutung häufig unterschätzt

Für unser Wohlbefinden ist ein intakter Darm von erheblichem Einfluss. Bei einem erwachsenen Menschen windet sich der Darm mit einer Länge von rund 8 Metern durch Bauch und Unterleib. Mit den zahlreichen faltigen Ausstülpungen und Einbuchtungen ergibt sich insgesamt eine Oberfläche von etwa 300 bis 400 Quadratmetern. Besiedelt ist der Darm mit rund 100 Billionen Bakterien, die sich aus etwa 400 verschiedenen Arten zusammensetzen. Im Verlauf eines 75-jährigen Lebens werden im Darm, mithilfe der Bakterien und unter dem Einfluss von Gallensäuren und Enzymen, im Schnitt 30 Tonnen Nahrung zersetzt.

Im Darm sitzen zudem etwa zwei Drittel aller Abwehrzellen – 60 bis 80 Prozent der Antikörperproduktion findet hier statt. Kein Wunder also, wenn bei einer schwachen körpereigenen Abwehr oder häufig vorkommenden Infekten dem Darm in der therapeutischen Betreuung bei ganzheitlich denkenden Therapeuten besondere Beachtung geschenkt wird. Dabei hat der Darm, der eine Grenzfläche zwischen dem Innern des menschlichen Körpers und der Außenwelt darstellt, grundlegend eine große Leistung zu absolvieren: Bakterielle und virale Krankheitserreger, die in den Körper einzudringen versuchen, müssen einerseits bekämpft und eliminiert werden, andererseits dürfen Nahrungsmittelbestandteile und körpereigene Stoffe keine Immunreaktion auslösen. Eine nicht ganz leichte Aufgabe für die Abwehrzellen in unserem Organismus – gerät das Wechselspiel aus dem Gleichgewicht, können sich Allergien, entzündliche Prozesse und chronische Krankheiten einstellen.

Damit die Stoffwechselreaktionen im Darm geleistet werden können, bedarf es der Mithilfe der »guten« Darmbakterien. Diese erhalten das natürliche Gleichgewicht unserer Darmflora, unterstützen die körpereigene Abwehr und bieten Schutz vor Fehlbesiedlung (z. B. durch krank machende Bakterien, Viren, Pilze).

Der Darm in Aufruhr – viele Einflüsse setzen den »guten«
Darmbakterien zu

Das empfindliche Gleichgewicht in unserem Darm kann durch eine Reihe von Faktoren gestört werden (Tabelle 44). Hier ist vor allem die Einnahme von Antibiotika zu nennen, die zwar manchmal nötig sind, aber den Nachteil hat, alle, also auch die »guten« Darmbakterien abzutöten. Ebenso kann unser Darm leiden, wenn andere Medikamente (z. B. Cortison) zur Anwendung kommen. Auch Stress und falsche Ernährung (ballaststoffarm, zucker- und fettreich) kann sich nachteilig auf die Darmaktivität und seine Bewohner auswirken.

Ist eine Störung des Darmgleichgewichts erst einmal längerfristig vorhanden, können sich Folgebeschwerden (z. B. Verstopfung, Infektionen mit Durchfall, Entzündungen, Allergien, Abwehrschwäche, Pilzbefall) einstellen.

Tabelle 44: Das setzt der Darmflora zu
■ Medikamente
■ Entzündungen
■ Ballaststoffarme Ernährung
■ Nahrungsgifte
■ Lebensmittelzusatzstoffe
■ Genussmittel
■ Infektionen (z. B. Durchfallerreger)
■ Stress

Das große Plus der Probiotika

Probiotika sind lebende »gute« Bakterien, die natürlicherweise im Darm vorkommen. Sie haben einen positiven Einfluss auf die Darmaktivität, üben also eine Reihe gesundheitsfördernder Wirkungen aus. Probiotische Keime unterstützen die körpereigene Abwehr und beugen Fehlbesiedlungen im Darm und den daraus resultierenden Beschwerden vor (Tabelle 45). Sie können auch dabei helfen, das gestörte Gleichgewicht im Darm wiederherzustellen und dafür sorgen, dass sich die fehlenden Darmkeime wieder ansiedeln.

Es gibt zudem Hinweise aus wissenschaftlichen Studien, dass probiotische Keime wie z. B. die Laktobazillen das Allergierisiko bei Kindern deutlich (um 50 Prozent) senken können. Auch bei der Vermeidung von Durchfallerkrankungen durch die Einnahme von Probiotika (z. B. bei Reisen) liegen positive Untersuchungsergebnisse vor.

Die Bakterien helfen auch, eine bestehende Laktoseunverträglichkeit zu verbessern. Ebenso werden sie bei Reizdarmbeschwerden oder bei Pilzerkrankungen der Scheide mit Erfolg angewandt.

Zu den wichtigsten Vertretern probiotischer Keime zählen Milchsäurebakterien wie z. B. die diversen Laktobazillen und die Bifidobakterien. Je komplexer ein solches Präparat mit probiotischen Keimen zusammengesetzt ist (möglichst mehrere Keimarten), desto besser!

Prebiotika – »Futter« für probiotische Keime

Die Probiotika gewinnen die Energie für ihre vielfältigen Aufgaben aus der Verstoffwechselung von Kohlenhydraten (z. B. löslichen Ballaststoffen). Bei den Prebiotika (z. B. Oligofruktose, Inulin) handelt es sich um solche wasserlöslichen Ballaststoffe, die den nützlichen Darmbakterien als Nahrungsquelle dienen.

Durch die gleichzeitige Gabe von Pro- und Prebiotika kann man daher eine effiziente synergistische Wirkung erreichen: Die probiotischen Keime werden bestens mit »Futter« versorgt, können sich somit optimal vermehren und werden in ihrer gesundheitsfördernden Wirkung auf ideale Weise unterstützt.

Tabelle 45: Hier können Pro- und Prebiotika hilfreich sein
■ Abwehrschwäche
■ Allergien
■ Gesunderhaltung der Darmschleimhaut
■ Entzündliche Haut-, Darmerkrankungen
■ Laktoseunverträglichkeit
■ Pilzerkrankungen der Scheide
■ Vermeidung von Durchfallerkrankungen
■ Verstopfung

TIPP Wenn Sie sich für den Kauf von Probiotika interessieren, dann sollten Sie darauf achten, dass nach Möglichkeit neben möglichst verschiedenen Bakterienstämmen auch Prebiotika (z. B. Oligofruktose) im Präparat enthalten sind, denn beides zusammen wirkt besser als probiotische Keime alleine.

Die in den Kühlregalen gelagerten Milchprodukte können in den wenigsten Fällen als Alternative herangezogen werden, denn sie enthalten die probiotisch wirksamen Bakterien häufig nicht in ausreichendem Maß, um hier tatsächlich eine gesundheitsfördernde Wirkung zu erzielen. Zudem erfüllen die hier verwendeten Bakterien oft die Forderung nach der »Säureresistenz« nicht und werden bereits durch die Magensäure abgetötet. Voraussetzung für eine positive Wirkung ist aber, dass diese »guten« Keime lebend im Darm ankommen.

S wie Spurenelemente

Chrom, Fluor, Kupfer, Mangan, Molybdän, Selen:
Geringe Konzentrationen im Körper mit großer Wirkung

Das sind die Aufgaben der Spurenelemente

Spurenelemente wie Fluor, Kupfer, Mangan, Molybdän und Selen sind Bestandteil von zahlreichen enzymatischen Reaktionen, ohne die der Körperstoffwechsel nicht funktionieren kann. Sie werden als »Baustoffe« z. B. für Zähne und Kochen benötigt, spielen im Energiestoffwechsel eine wichtige Rolle und sind auch für die Blutbildung und die Entgiftung unverzichtbar.

Chrom ist notwendig für einen reibungslosen Kohlenhydratstoffwechsel. Das Spurenelement verbessert die Insulinwirkung und kann daher bei Diabetikern helfen, die diabetische Stoffwechsellage zu optimieren. In einer Untersuchung mit Diabetikern (Typ 2) zeigte sich nach einer 4-monatigen Anwendung des Spurenelements Chrom eine Verbesserung der Glucoseverarbeitung, des Nüchternblutzuckers und des »Blutzuckergedächtnisses«.

Auch auf die Blutfettwerte kann sich das Spurenelement Chrom günstig auswirken. Eine Senkung des »schlechten« Cholesterins (LDL) und ein Anstieg des guten Cholesterins (HDL) ist in Studien beobachtet worden. Eisen (Fluor) ist für den Sauerstofftransport und die Blutbildung notwendig. Fluor macht Knochen und Zähne hart und wirkt Karies, nach den Angaben der Weltgesundheitsorganisation (WHO) eine der häufigsten Infektionskrankheiten, entgegen.

Kupfer ist (neben Eisen) wichtig für die Blutbildung und am Aufbau des Bindegewebes beteiligt. Das Spurenelement wird auch für die Pigmentierung der Haut und der Haare benötigt und leistet zudem einen wichtigen Beitrag zum Zellschutz (Bestandteil eines radikalfangenden Enzyms).

Mangan und Molybdän sind ebenfalls wichtige Kofaktoren im Kampf gegen die schädlichen »freien Radikale« und spielen dazu eine wichtige Rolle im durch Enzyme gesteuerten Harnstoffzyklus.

Selen komplettiert als Bestandteil des Enzyms »Glutathionperoxidase« den Schutzschirm gegen »freie Radikale«. Das Spurenelement ist weiterhin wichtig für die Schilddrüsenfunktion und die Bereitstellung von Proteinen, die z. B. bei der Befruchtung beim Menschen eine Rolle spielen.

Darüber hinaus ist Selen Bestandteil von Enzymen, die im Zuge der Entgiftung von Schwermetallen von Interesse sind. Und schließlich »scheucht« das Spurenelement Selen auch die Immunzellen auf und stärkt die körpereigene Abwehr.

Vorkommen, Verwertung und Bedarf von Spurenelementen

Spurenelemente kommen in tierischen und pflanzlichen Lebensmitteln vor. Allerdings wird ihre Verwertung durch Ballaststoff- und Faserstoffe sowie Phosphate (z. B. in Käse- und Wurstwaren) eingeschränkt. Auch Alkohol und Kaffee bzw. Tee (Eisenverwertung!) können die Ausnutzung der Spurenelemente senken (Tabelle 46).

Es gelten folgende Bedarfsempfehlungen (DGE) für Erwachsene:

Chrom: 30 bis 100 µg pro Tag

Fluor (Fluorid): 3,1 (Frauen) bis 3,8 (Männer) mg pro Tag

Mangan: 2,0 bis 5,0 mg pro Tag

Kupfer: 1,0 bis 1,5 mg pro Tag

Molybdän: 50 bis 100 µg pro Tag

Selen: 30 bis 70 µg pro Tag.

Tabelle 46: Spurenelementreiche Lebensmittel

Spurenelement	Vorkommen in Lebensmitteln	
	Hoher Gehalt	Mittlerer Gehalt
Chrom	Weizenkeime, Vollkorn-brot, Leber, Melasse	Eigelb, Kakao, Nüsse, Fleisch, Käse
Fluor	Innereien, Hering, Ölsardinen, Walnüsse	Kakaopulver, Trocken-früchte
Eisen	Innereien, Hülsen-früchte, Hirse, Sojamehl	Fleisch, Spinat
Mangan	Weizenkeime, Getreide, Tee	Hülsenfrüchte, Petersilie, Gemüse
Kupfer	Innereien, Austern, Miesmuscheln, Hefe	Schokolade, Nüsse, Weizenkleie
Molybdän	Hülsenfrüchte, Inne-reien, Weizenkeime	Eier, Huhn, Teigwaren, Getreide
Selen	Innereien, Fisch, Weizenkleie, Steinpilze	Fleisch, Getreide, Hülsenfrüchte, Eier

Stoffwechselstörungen und schwache Abwehr – so kann sich ein Mangel an Spurenelementen zeigen

Wenn es an den Spurenelementen fehlt, läuft der Stoffwechsel nicht mehr »rund«: Es kann zu Störungen des Kohlenhydrat- und Fettstoffwechsels kommen. Die Blutbildung und die Immunabwehr können ebenfalls eingeschränkt sein. Auch Schilddrüsenerkrankungen können die Folge eines Mangels (Selen, Jod) sein.

Es können sich allgemeine Schwäche, Müdigkeit, Konzentrationsstörungen und Stimmungsschwankungen breitmachen. Ebenso kann die Knochen- und Zahngesundheit leiden. Auch Wachstums- und Entwicklungsstörungen können die Folge einer Unterversorgung mit Spurenelementen sein. Schließlich kann es auch zu Fruchtbarkeitsstörungen kommen und der gewünschte Nachwuchs bleibt aus.

TIPP Bei Nierenfunktionsstörungen und Lebererkrankungen ist hinsichtlich der Gabe von Mineralstoffen und Spurenelementen Vorsicht angesagt. In diesen Fällen ist von einer Selbstmedikation dringend abzuraten. Fragen Sie am besten Ihren behandelnden Arzt.

Achtung Risiko – wer besonders auf eine ausreichende Versorgung mit Spurenelementen achten sollte

Einen erhöhten Bedarf an Spurenelementen haben z.B. Personen mit Diabetes mellitus, Osteoporose, rheumatischen Erkrankungen oder chronisch-entzündlichen Darmerkrankungen. Wer viel Sport treibt, körperlich schwer arbeitet oder häufig in die Sauna geht, verliert die Spurenelemente vermehrt über den Schweiß und ist somit ebenfalls mangelgefährdet.

Auch Medikamente wie beispielsweise Abführmittel, »Säureblocker«, Rheumamittel oder auch Schmerzmittel (z. B. Acetylsalicylsäure) können die Verwertbarkeit der Spurenelemente im Körper beeinträchtigen und somit das Risiko für ein Defizit ansteigen lassen.

Das Spurenelement Selen spielt in der Krebstherapie eine wichtige Rolle. Krebspatienten haben einen erhöhten Bedarf an Antioxidantien wie beispielsweise Selen (als Bestandteil des radikalfangenden Enzyms Glutathionperoxidase), Vitamin C und E, da diese bei Tumorerkrankungen häufig nicht in ausreichendem Maße vorhanden sind und der Körperbestand durch Krebsmedikamente und Strahlentherapie zusätzlich vermehrt aufgezehrt wird. Hier ist also ebenfalls auf eine ausreichende Zufuhr von Spurenelementen zu achten.

Checkliste »Sind Sie ausreichend mit Mineralstoffen und Spurenelementen versorgt?«

❏	Zählen Sie zu den älteren Menschen (über 60 Jahre)?
❏	Treiben Sie regelmäßig Sport?
❏	Gehen Sie regelmäßig in die Sauna?
❏	Schwitzen Sie schnell?
❏	Trinken Sie regelmäßig Alkohol?
❏	Sind Sie Vegetarier?
❏	Unterziehen Sie sich häufiger Diäten oder Fastenkuren?
❏	Bevorzugen Sie »Weißmehlprodukte?«
❏	Konsumieren Sie viel Fett (auch »versteckte« Fette z. B. in Wurst/Käse)
❏	Trinken Sie viel Kaffee oder Tee?
❏	Rauchen Sie?
❏	Stehen Sie häufig unter Stress?
❏	Nehmen Sie Medikamente ein?
❏	Leiden Sie unter einer Darmerkrankung?
❏	Sind Sie Diabetiker?
❏	Wurde bei Ihnen Rheuma oder Osteoporose diagnostiziert?

Je mehr Fragen Sie mit »ja« beantwortet haben, umso höher ist Ihr Bedarf an Mineralstoffen und Spurenelementen. In diesen Fällen sollten Sie ganz besonders auf eine ausreichende Zufuhr achten.

V wie Vitaminoide – Coenzym Q10 und L-Carnitin

Coenzym Q10 – Powerstoff für Herz, Energie und Leistung

Das sind die Aufgaben von Coenzym Q10

Ohne Coenzym Q10 ist kein Leben möglich. Jede Zelle ist mit eigenen Kraftwerken, sogenannten Mitochondrien, ausgestattet, in diesen »Brennöfen« wird die Energie jeder Zelle produziert und damit die Lebensfähigkeit garantiert. Die Energieproduktion in diesen Mitochondrien ist jedoch deutlich abhängig vom Vorhandensein von Coenzym Q10. Für die Erforschung der Bedeutung von Q10 für den Energiestoffwechsel des Menschen erhielt der Amerikaner Mitchell 1978 den Nobelpreis, so wichtig war diese Entdeckung für die Menschheit.

Coenzym Q10 übt eine Reihe weiterer wichtiger Funktionen aus: Es stabilisiert beispielsweise unsere Zellhüllen und trägt damit zum geregelten Stoff- und Informationsaustausch zwischen den Zellen bei. Weiterhin ist das fettlösliche Coenzym Q10 ein wichtiger Radikalenfänger (Antioxidans) und wirkt – zusammen mit Vitamin E und Selen – radikalinduzierten Zellschäden entgegen. Als Antioxidans schützt es auch Fette wie z. B. das Cholesterin vor der Oxidation. Oxidiertes Cholesterin gilt als Risikofaktor für Herz-Kreislauf-Erkrankungen – somit unterstützt Coenzym Q10 die Gefäßgesunderhaltung. Nicht zuletzt wirkt Coenzym Q10 stimulierend auf die körpereigene Abwehr.

Vorkommen, Verwertung und Bedarf

Der Körper kann Coenzym Q10 in den verschiedenen Körperorganen (unter der Mitarbeit von Eiweißbausteinen und B-Vitaminen) selbst herstellen. Allerdings nimmt diese Fähigkeit mit zunehmendem Alter ab. So hat ein 40-jähriger im Vergleich zu einem 20-jährigen beispielsweise im Herzmuskel nur noch eine Syntheseleistung von etwa 70 Prozent, ein 70-jähriger nur noch etwa 50 Prozent. Auch in anderen Organen (z. B. in den Nieren) nimmt die Produktion mit zunehmendem Alter deutlich ab. Daraus folgt, dass die Zufuhr »von außen« etwa ab dem 40. Lebensjahr besonders wichtig ist.

Mit Fisch, Fleisch, pflanzlichen Ölen und diversen Gemüsesorten kann man den Bestand an Coenzym Q10 etwas »aufpeppen« (Tabelle 47). Man geht davon aus, dass über die Nahrung täglich etwa 3 bis 10 mg Coenzym Q10 aufgenommen werden. Da das Vitaminoid fettlöslich ist, wird die Aufnahme durch die gleichzeitige Zufuhr an Fett verbessert.

Seitens der DGE gibt es keine Angaben zum Bedarf. Orthomolekularmediziner empfehlen hingegen die Zufuhr von 30 bis 60 mg Coenzym Q10 pro Tag.

Tabelle 47: Auswahl an Lebensmitteln, die in etwa 30 mg Coenzym Q10 enthalten	
Lebensmittel	**Menge**
Sardinen	500 g
Fleisch (Schwein, Rind)	1 kg

Geflügel	1,7 kg
Brokkoli	4,5 kg
Sonnenblumenöl	mehr als 5 Liter

Schwaches Herz und Leistungstief – so kann sich ein Mangel zeigen

Da das Herz, die Leber und die Lunge zu den energiebedürftigsten Organen zählen, sind die Konzentrationen an diesem Energiebooster dort am höchsten. Von einer unzureichenden Versorgung sind diese Organe dann auch als Erste betroffen. Ein Mangel an Coenzym Q10 kann eine bestehende Herzerkrankung verschlimmern. Untersuchungen haben gezeigt, dass das Risiko für einen Herzinfarkt bei älteren Menschen mit niedrigen Coenzym-Q10-Konzentrationen im Herzmuskelgewebe deutlich ansteigt und die Blutspiegel in der Akutphase eines Herzinfarktes zudem deutlich abfallen können. Insgesamt kann sich ein Defizit an diesem lebensnotwendigen »Kraftstoff« in einer Verringerung der körperlichen und geistigen Leistungsfähigkeit und durch Antriebslosigkeit, aber auch in Form einer Muskelschwäche zeigen.

Achtung Risiko – wer besonders auf eine ausreichende Versorgung mit Coenzym Q10 achten sollte

Da die körpereigene Fähigkeit, Coenzym Q10 zu produzieren, mit zunehmendem Alter deutlich nachlässt, gehören ältere Menschen zur Risikogruppe für eine Mangelversorgung.

Ein erhöhter Bedarf an Coenzym Q10 – und damit das Risiko für eine Un-

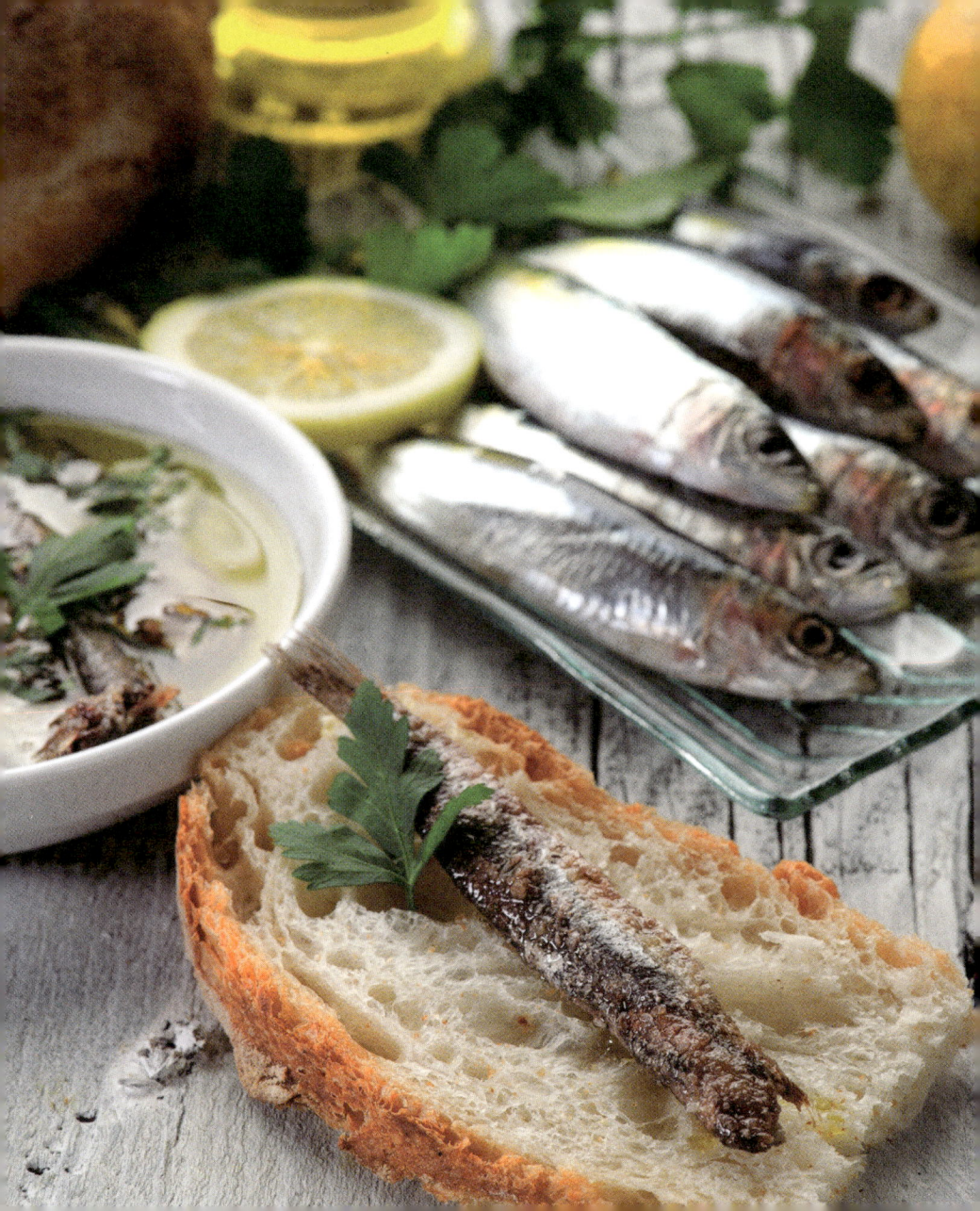

terversorgung – ist beispielsweise auch bei sportlichen Aktivitäten und/oder Leistungsdruck, Stress und Rauchen gegeben, da der Mensch hier besonders viel Energie benötigt.

Auch bei einer Reihe von Erkrankungen ist auf die ausreichende Zufuhr dieses Vitaminoids zu achten: Dazu zählen beispielsweise Nierenerkrankungen (Dialyse), Diabetes mellitus, Krebs und Nervenkrankheiten (z. B. Alzheimer'sche Erkrankung). Ebenso hat man bei folgenden Leiden erniedrigte Blutspiegel beobachtet: Lungenerkrankungen (COPD), Fibromyalgie und Migräne. Offensichtlich liegt bei diesen u. a. auch eine Störung des Energiestoffwechsels vor, der man durch eine »Extraportion« Coenzym Q10 entgegenwirken kann. So gelang es beispielsweise in einer Studie mit Migränepatienten, unter der Anwendung von Coenzym Q10 die Anfallshäufigkeit zu halbieren.

Interessante Untersuchungen gibt es auch für die vorbeugende Anwendung des Coenzym Q10 bei anstehenden Herzoperationen (z. B. Bypass); die Gabe es Vitalstoffs ließ auf eine bessere Erholung des Herzmuskels schließen. Besonders wichtig ist die ausreichende Versorgung auch für Krebspatienten, denn die in diesen Fällen verabreichten Medikamente und auch die Bestrahlung zehren den Vorrat an Coenzym Q10 auf, weswegen man bei Personen mit einer Krebserkrankung häufig erniedrigte Coenzym-Q10-Spiegel im Blut gemessen hat. Darüber hinaus können Coenzym-Q10-Gaben in Bezug auf das »Erschöpfungssyndrom«, das sich im Zuge der belastenden Krebstherapien bei den Betroffenen einstellen kann, zur Verbesserung der Lebensqualität hilfreich sein.

Besonders wichtig ist die Zufuhr an Coenzym Q10 auch für Personen mit Fettstoffwechselstörungen, die cholesterinsenkende Medikamente (Statine) einnehmen. Bei ihnen wird unter der Anwendung des Arzneimittels gleichzeitig ein notwendiger Ausgangsstoff für die körpereigene Coenzym-Q10-Synthese blockiert. In der Folge kann es zum Absterben von Herzmuskelzellen kommen, da der nötige Treibstoff ausbleibt.

Nicht zuletzt hat man gute Erfahrungen mit Q10 bei entzündlichen Prozessen im Mund (Parodontitis) gemacht, die z.B. mit Zahnfleischbluten einhergehen, da bei diesen vermehrt freie Radikale generiert werden. Coenzym Q1O fungiert als Radikalfänger und wirkt somit auch entzündlichen Prozessen im Mund entgegen.

Tabelle 48: »Personal Coach«
Wann und für wen ist eine ausreichende Versorgung mit Coenzym Q10 besonders wichtig

- Alter
- Sport
- Stress, Leistungsdruck
- Rauchen
- Mangel an B-Vitaminen und Eiweiß
- Zur Unterstützung bei Erkrankungen wie z. B.:
  Herzschwäche, Bluthochdruck, Angina pectoris
  (»Brustenge«), Diabetes mellitus, Krebs, Fibromalgie,
  Migräne, Lungen-, Nierenerkrankungen,
  Zahnbetterkrankungen (Parodontitis)
- Einnahme bestimmter Medikamente

L-Carnitin – Stoffwechselaktivator und natürlicher Schlankmacher

Das sind die Aufgaben von L-Carnitin

Haben Sie sich schon einmal erfolglos in Diäten versucht und dabei vielleicht auch noch einen Teil Ihrer Muskeln (z. B. am Oberarm) eingebüßt? Dann sollten Sie sich mit den Funktionen von L-Carnitin vertraut machen, denn dieses Vitaminoid spielt eine Schlüsselrolle im Fettstoffwechsel und kann gewichtsreduzierende Maßnahmen sinnvoll unterstützen. Wenn wir Fett verbrennen wollen, ist dieser Stoffwechseloptimierer unverzichtbar, denn L-Carnitin ist das »Taxi«, das die Fettsäuren aus dem Blut in die »Brennöfen« (Mitochondrien) der Zellen befördert. Dort wird aus diesen Fettsäuren die notwendige Energie für verschiedene Vorgänge im Körper hergestellt.

Fehlt L-Carnitin im Körper, werden nicht die Fettpölsterchen, sondern die Kohlenhydratvorräte und das Muskeleiweiß »verbrannt«. Das Vitaminoid unterstützt daher nicht nur den Fettabbau, sondern optimiert insgesamt den Energiestoffwechsel. Zudem hat das Biomolekül eine entgiftende Funktion und schleust gleichzeitig mit der Einfuhr wichtiger Fettsäuren schädliche »Fettmonster« aus den Mitochondrien heraus.

Besonders wichtig ist L-Carnitin für Hochleistungsorgane wie das Herz oder die Skelettmuskulatur; aber auch die Leber und das Immunsystem sind energiebedürftig und somit auf L-Carnitin angewiesen: Das Herz beispielsweise bezieht seine Energie zu etwa 70 bis 80 Prozent aus der Verbrennung von Fettsäuren – ohne L-Carnitin geht den Herzmuskelzellen »das Licht aus«.

L-Carnitin ist nicht zuletzt ein effizientes Antioxidans und leistet (zusammen mit anderen Antioxidantien wie z. B. Coenzym Q10, Vitamin C und E, Selen) einen wertvollen Beitrag zum Zellschutz und zur Vorbeugung vor radikalassoziierten Erkrankungen (z. B. Herz-, Kreislauf-, Nervenkrankheiten, Krebs).

Vorkommen, Verwertung und Bedarf

L-Carnitin hat seinen Namen durch die Entdeckung eines russischen Forscherteams erhalten, das den Naturstoff in einem Extrakt aus Muskelfleisch (»Carnis« lat. Fleisch) fand. Gleichzeitig stellten diese Wissenschaftler fest, dass L-Carnitin für die Funktion der Muskelzellen unverzichtbar ist. Tatsächlich kommt das Vitaminoid vorwiegend in diversen Fleischsorten in größeren Mengen vor (Tabelle 49). Man schätzt, dass der Gesamtbedarf etwa zu 50 Prozent durch die tägliche Kost gedeckt werden kann. Der Körper kann L-Carnitin (in Niere, Leber und Gehirn) allerdings auch selbst herstellen – wenn er in ausreichendem Maß mit Eiweiß, Vitamin C, Eisen und B-Vitaminen versorgt wird, denn diese Mikronährstoffe sind an der Herstellung beteiligt. Ist allerdings die Funktion der »Produktionsorte« (z. B. bei Leber-, Nierenerkrankungen) gestört, dann sieht es mit der körpereigenen Synthese schlecht aus. Umso wichtiger wird dann die Zufuhr von L-Carnitin »von außen«.

Seitens der DGE gibt es keine Angaben zum Bedarf. Orthomolekularmediziner empfehlen hingegen die Zufuhr von 500 bis 2000 mg L-Carnitin pro Tag.

Tabelle 49: Auswahl an Lebensmitteln, die in etwa 500 mg L-Carnitin enthalten	
Lebensmittel	**Menge**
Schaf	240 g
Lamm	650 g
Rind	720 g
Schwein	1,7 kg
Fisch	4–6 kg
Huhn	7 kg

Gewichtsprobleme, Erschöpfung und allgemeine Schwäche – so kann sich ein Mangel zeigen

Wer mit L-Carnitin unterversorgt ist, hat zu wenig »Power«, ist häufiger müde, wenig leistungsfähig und rasch erschöpft. Ein Mangel an L-Carnitin kann auch zu einer deutlichen Verschlechterung der Herzleistung führen, Herzschwäche und Herzrhythmusstörungen können die Folge sein. Da auch die Skelettmuskulatur auf diesen Vitalstoff angewiesen ist, kann sich ein Mangel in schlaffen Muskeln und Muskelschmerzen zeigen. Auch der Fettstoffwechsel läuft nicht mehr »rund«, und zudem können sich Beeinträchtigungen im Kohlenhydratstoffwechsel einstellen, die hier beispielsweise mit einer zu hohen Insulinausschüttung und einer Unterzuckerung einhergehen können.

Ein L-Carnitin-Mangel kann des Weiteren zu Fruchtbarkeitsstörungen und bei Kinder und Heranwachsenden zu Wachstums- und Gedeihstörungen führen. Und schließlich kann auch das Immunsystem unter einem Mangel an L-Carnitin »schlapp machen« und das Infektionsrisiko ansteigen.

Achtung Risiko – wer besonders auf eine ausreichende Versorgung mit L-Carnitin achten sollte

Einen besonders hohen Bedarf an L-Carnitin haben z. B. schwangere Frauen, denn diese scheiden vermehrt L-Carnitin aus und der Fötus »bedient« sich zusätzlich am mütterlichen Vorrat und zieht L-Carnitin vom Körperbestand der Mutter ab. L-Carnitin ist für das ungeborene Kind sehr wichtig, da der Mikronährstoff u. a. für die Reifung der Lunge benötigt wird.

Auch für Kinder im Wachstum ist eine ausreichende Versorgung mit L-Carnitin wichtig, denn die Fähigkeit, selbst L-Carnitin herzustellen, ist erst etwa ab dem 15. Lebensjahr voll entwickelt. Speziell bei Kindern mit Aufmerksamkeitsdefizitsyndrom hat man mit L-Carnitin-Gaben gute Erfahrungen gemacht.

Sportlich aktive Menschen können ebenfalls von einer »Extraportion« L-Carnitin profitieren: Untersuchungen haben gezeigt, dass unter der Anwendung des Mikronährstoffs die Energieausbeute aus der Fettverbrennung ansteigt, die Ausdauer verbessert und die Laktatwerte reduziert werden. In verschiedenen Untersuchungen wurde darüber hinaus gezeigt, dass L-Carnitin die Fettverbrennung anregen und (zusammen mit gewichtsreduzierenden Maßnahmen und Bewegung) den Abbau von Depotfett fördern kann.

Ferner haben Personen, die eine Herzerkrankung aufweisen oder unter Diabetes mellitus leiden, einen erhöhten Bedarf an L-Carnitin und können somit leichter in eine Unterversorgung geraten. Diabetiker verlieren L-Carnitin zudem vermehrt über den Urin. Des Weiteren ist bei Leber- und Nierenerkrankungen (mit Dialyse) der Bedarf an diesem Powerstoff erhöht. Auch gibt es Hinweise darauf, dass L-Carnitin altersbedingten Schäden an Nervenzellen und der Altersdepression entgegenwirken kann.

Mangelgefährdet sind auch Krebspatienten, da die Anwendung von Krebsmedikamenten zu einem Aufzehren der L-Carnitin-Speicher beitragen und somit für chronische Müdigkeit, die sich häufig im Zuge einer Krebstherapie einstellt, mitverantwortlich sein kann. Zudem ist hier natürlich die immunstimulierende Kraft des L-Carnitins gefragt.

Tabelle 50: »Personal Coach«
Wann und für wen ist eine ausreichende Versorgung mit L-Carnitin besonders wichtig

- Schwangerschaft, Stillzeit
- Wachstum, Entwicklung
- Kinder mit Hyperaktivität, ADHS
- Alter
- Sport
- Alkoholkonsum
- Gewichtsreduktion
- Optimierung des Fettstoffwechsels
- Zur Unterstützung bei Erkrankungen wie z. B.:
  Herzerkrankungen, Leber-, Nierenkrankheiten,
  Abwehrschwäche, Aids, Diabetes mellitus, Krebs

Z wie Zink

Zink – Schönheit, Vitalität und vor allem Power für die körpereigene Abwehr

Das sind die Aufgaben des Spurenelementes

Gesundes Haar, schöne Haut, »gut drauf« und »fit wie ein Turnschuh« – so möchten Sie selbst auch beschrieben werden? Dann kommen Sie am Spurenelement Zink nicht vorbei. Und weil dieser Vitalstoff so viele wichtige Funktionen im Körper erfüllt, bekommt er in diesem Buch einen »Extraplatz« und wird an dieser Stelle ausführlich besprochen.

Zink ist an der Funktion von mehr als 200 Enzymen beteiligt, die wiederum wichtige Aufgaben in unserem Organismus erfüllen. Das Spurenelement ist von entscheidender Bedeutung für die Zellteilung und eine wesentliche Voraussetzung für Wachstums- und Entwicklungsvorgänge. Somit sind Gewebe, die sich rasch teilen und erneuern, wie beispielsweise die Haut oder die Darmschleimhaut, besonders auf eine ausreichende Zinkversorgung angewiesen.

Zink ist auch für den Hormonstoffwechsel wichtig: Wachstums- und Sexualhormone werden durch diesen Vitalstoff beeinflusst. Auch das Hormon Insulin wird durch Zink aktiviert: Das Spurenelement ist für die Bildung, Speicherung und Freisetzung des Insulins in bzw. aus der Bauchspeicheldrüse unerlässlich.

Zink nimmt zudem im Gehirnstoffwechsel bei der Freisetzung von Botenstoffen eine wichtige Rolle ein und ist für eine Reihe von Sinnesfunktionen (Schmecken, Riechen, Sehen, Hören) notwendig. Besonders reich an Zink sind Haare, Geschlechtsorgane, Knochen und Muskulatur. Hohe Konzentrationen an Zink sind auch in der Netzhaut des Auges zu finden. Für diese Organfunktionen ist das Spurenelement besonders wichtig.

Nicht zuletzt baut das Immunsystem auf eine gute Versorgung mit dem Spurenelement Zink auf, da die Abwehrleistungen in besonderem Maß von Zink abhängig sind. Der Vitalstoff wird darüber hinaus in ein radikalfangendes Enzym (Superoxiddismutase) eingebaut, das die anderen Antioxidantien ergänzt und unterstützt. Ohne das Spurenelement kann dieses Enzym nicht aktiv werden, und somit haben schädliche freie Radikale »leichtes Spiel« und können die Zellen oxidativ schädigen. Sogar an der Entgiftung von Schwermetallen, die z. B. durch Zahnfüllungen oder die Nahrung in den Körper gelangen, ist Zink beteiligt.

Vorkommen, Verwertung und Bedarf

Besonders viel Zink ist in tierischen Nahrungsmitteln zu finden (Tabelle 51): Muskelfleisch, Innereien und Fisch sind reiche Zinkquellen. Auch Käse ist ein guter Zinklieferant. Pflanzliche Kost dagegen enthält Zink nur in geringen Dosen. Vollwertgetreide enthält zwar relativ viel Zink, dieses liegt allerdings vorwiegend im Komplex mit den hier auch vorhandenen Ballaststoffen vor und kann somit vom Verdauungstrakt kaum aufgeschlossen werden. Zink aus tierischer Kost ist da besser verwertbar.

Mäßig zinkreich sind Eier und Milch. Wird Vollwertkost mit Käse oder Milch zusammen verzehrt, so erhöht sich jedoch die Zinkausnutzung im

Vergleich zum reinen Getreideverzehr. Ausgesprochen zinkarm sind die meisten Obst- und Gemüsesorten.

Durch Veredlungsprozesse der Lebensmittel sowie gängige Zubereitungsarten müssen Zinkverluste in Kauf genommen werden: Zink ist zwar hitzebeständig, geht aber beim Erhitzen in das Kochwasser über, das häufig weggeschüttet wird. Beim Ausmahlen von Getreiden gehen bis zu 80 Prozent des Zinks verloren.

Die DGE empfiehlt für Erwachsene die Zufuhr von 7 mg (Frauen) bzw. 10 mg (Männer) Zink pro Tag.

Vitalstoffmediziner empfehlen die Zufuhr von 15 bis 30 (45) mg Zink pro Tag.

Tabelle 51: Auswahl an Lebensmitteln, die in etwa die offiziell empfohlene (DGE) tägliche Zufuhrmenge von 10 mg (Tagesempfehlung für männliche Erwachsene) an Zink enthalten	
Lebensmittel	**Menge**
Meeresfrüchte	30–50 g
Haferflocken	200 g (Zink schlecht verwertbar!)
Fleisch (Rind, Schwein)	250 g
Hülsenfrüchte	250 g
Sardinen	300 g
Fetter Käse	350 g
Nüsse	400 g
Kartoffeln	4 kg

Schlechtes Erscheinungsbild und schwache Abwehr – so kann sich ein Mangel zeigen

Wer unter einem Zinkmangel leidet, hat häufig brüchige Nägel, glanzloses, dünnes Haar oder gar Haarausfall. Auch mit dem Hautbild ist es nicht unbedingt zum Besten bestellt: Unreine Haut, die zu Rötungen und Pusteln neigt, kann die Folge eines Defizits an diesem Spurenelement sein.

Aber auch die Sinneswahrnehmungen können bei Zinkmangel beeinträchtigt sein: Geruchs- und Geschmacksstörungen sind ebenso typisch wie eine Verminderung des Sehvermögens (z. B. eine gestörte Dunkel-Anpassung).

Bei Kindern können sich unter einer unzureichenden Zinkversorgung Wachstums- und Entwicklungsstörungen einstellen. Ebenso können die Fruchtbarkeit und die Verteidigung gegen Umweltgifte beeinträchtigt sein. Auch das »Nervenkostüm« kann in Mitleidenschaft gezogen werden – Konzentrationsstörungen, Hyperaktivität oder auch Stimmungslabilitäten und Depressionen sind die Folge.

Und schließlich bekommt auch die körpereigene Abwehr den Zinkmangel zu spüren. Das Infektionsrisiko (z. B. für Erkältungskrankheiten) kann ansteigen und auch die Schlagkraft der »Körperpolizisten« gegen entstehende Tumorzellen kann eingeschränkt sein.

Achtung Risiko – wer besonders auf eine ausreichende Versorgung mit Zink achten sollte

Mangelgefährdet sind Personen, die wenig oder gar kein Fleisch essen und auf weitere tierische Produkte wie beispielsweise Käse verzichten, da in pflanzlichen Nahrungsmitteln weniger Zink vorkommt und dieses aus der pflanzlichen Kost auch noch schlechter aufgenommen wird als aus tierischen Lebensmitteln. Auch eine Eiweißmangelernährung kann ein Zinkdefizit begünstigen.

Diabetiker, Menschen mit Abwehrschwäche oder Allergien sowie Darm- und Bauchspeicheldrüsenerkrankungen haben einen erhöhten Bedarf an diesem Spurenelement, wodurch die Gefahr für eine unzureichende Versorgung ansteigt.

Starkes Schwitzen (Sport, Sauna) und Alkoholgenuss kann ebenfalls zu Verlusten führen. Wer gerne Limonaden und Colagetränke zu sich nimmt, erschwert die Zinkversorgung zusätzlich: Die in diesen Getränken vorkommenden Phosphate wirken der Zinkaufnahme entgegen.

Auch bei diesem Vitalstoff können Medikamente einen Mangel verursachen: Antibiotika (z. B. Tetrazykline), Abführmittel, Krebsmedikamente, die Antibabypille, Cortison, blutdrucksenkende Arzneimittel und Mittel gegen epileptische Anfälle schränken die Zinkverwertung ein bzw. sorgen für eine erhöhte Ausscheidung des Spurenelementes mit dem Urin.

Tabelle 52: »Personal Coach«
Wann und für wen ist eine ausreichende Versorgung mit Zink besonders wichtig

- Vegetarier, Veganer
- Schwangere, Stillende
- Kinder, Heranwachsende
- Alte Menschen
- Sport
- Zur Unterstützung bei gesundheitlichen Problemen und Erkrankungen wie z.B.: Diabetes mellitus, Wundheilungsstörungen, Neurodermitis, Akne, Haarausfall, brüchige Nägel, Fruchtbarkeitsstörungen, Allergien, Erkältungskrankheiten, virale Infektionen (z.B. mit Herpes Viren, Aids), Krebs, Stimmungsschwankungen, Hyperaktivität
- erhöhter Alkoholkonsum
- Einnahme bestimmter Medikamente

Zu guter Letzt: Statt Reparatur lieber Vorsorge

Vitalstoffe sind für den Körper unverzichtbar – nur wenn wir diese »Kraftstoffe« regelmäßig und in ausreichendem Maß dem »Motor« Körper zur Verfügung stellen, laufen die zahlreichen Stoffwechselfunktionen optimal. Dabei sind die »unbemerkten« Mangelzustände besonders tückisch. Sie zeigen sich nicht durch die klassischen Begleiterscheinungen – und trotzdem läuft der Körperstoffwechsel nicht mehr »rund«. Dazu kommen die persönlichen Risikofaktoren, die den individuellen Bedarf signifikant in die Höhe treiben können. Spätestens in diesen Situationen versagen die allgemeinen Zufuhrempfehlungen (Deutsche, Österreichische und Schweizer Gesellschaft für Ernährung), die die persönlichen Lebensstilfaktoren (z. B. chronische Erkrankung, Arzneimittelkonsum) unberücksichtigt lassen.

Die orthomolekulare Medizin füllt diese Lücke und spricht ihre Zufuhrempfehlungen in Zusammenhang mit dem persönlichen »Kosmos« aus. Daher sind die hieraus resultierenden Bedarfsmengen in der Regel höher angesetzt. Oberstes Ziel der Vitalstoffmedizin ist es schließlich, Krankheiten vorzubeugen und nicht »hinterher« mühsam mithilfe der medizinischen Möglichkeiten zu »reparieren«. Dieser Anspruch geht mit höheren Zufuhrempfehlungen einher.

Obgleich kein Weg an einer gesunden, abwechslungsreichen Kost vorbeiführt, dürfte es in der Praxis in vielen Fällen schwierig werden, diesen Bedarfszuständen durch die Ernährung allein gerecht zu werden. Insofern können Nahrungsergänzungsmittel durchaus eine Hilfe darstellen –

allerdings muss von wahllosen Käufen (z. B. in Supermärkten) abgeraten werden, denn obgleich die in Deutschland verfügbaren Supplemente im Allgemeinen als »sicher« eingestuft werden können, gilt es doch einiges zu beachten. Und vor allem: Nicht alles was in Pillen, Kapseln und Pülverchen enthalten ist, macht wirklich Sinn. Daher kann es hilfreich sein, sich bei der Auswahl von fachkundigen Personen (z. B. Therapeuten, kompetente Ernährungsberater etc.) beraten zu lassen.

Anhang

Die Autoren

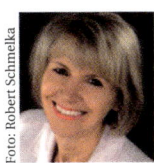

Foto: Robert Schmelka

Prof. Dr. rer. nat. Michaela Döll ist Fachreferentin und Lehrbeauftragte der Universität Braunschweig und hält bundesweit und international Vorträge und Fortbildungen zu den Schwerpunktthemen Ernährung, orthomolekulare Medizin und Zivilisationserkrankungen.

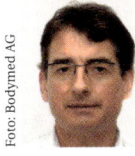

Foto: Bodymed AG

Dr. med. Hardy Walle ist Facharzt für Innere Medizin und Ernährungsmediziner. Er veröffentlichte zahlreiche Publikationen in Fachzeitschriften zu den Themen Ernährung, Eiweiß und Diabetes. Zusammen mit seiner verstorbenen Frau entwickelte er das Bodymed Ernährungskonzept und gründete die Bodymed AG.

Weiterführende Literatur

Bässler, K.H., Golly, I., Loew, D., Pietrzik, K.: Vitamin-Lexikon, München, Jena, 3. Auflage 2002

Biesalski, H. K., Köhrle, J., Schümann, K. (Hrsg.): Vitamine, Spurenelemente und Mineralstoffe, Stuttgart, New York 2002

Biesalski, H. K., Grimm, P.: Taschenatlas Ernährung, Stuttgart 4. Auflage 2007

Deutsche Gesellschaft für Ernährung e.V. (DGE), Bonn: Referenzwerte für die Nährstoffzufuhr, Neustadt an der Weinstraße, 1. Auflage, 3. Nachdruck 2008

Hahn, A.: Nahrungsergänzungsmittel, Band 41, Stuttgart 2001

Pietrzik, K., Golly, I., Loew, D.: Handbuch der Vitamine, Amsterdam 2008

Siems, W., Krämer, K., Grune, T. (Hrsg.): Oxidativer Stress und Pharmaka, PZ-Schriftenreihe, Eschborn 2005

Register

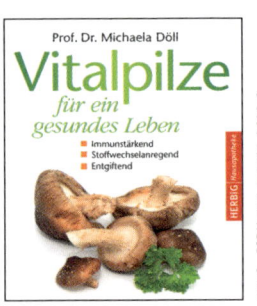

176 S., ISBN 978-3-7766-2548-6

Kompetente Ratgeber von Prof. Dr. Michaela Döll

www.fitness-gesundheit-antiaging
www.herbig-verlag.de

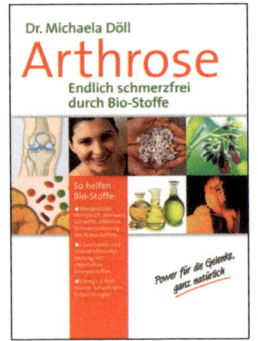

176 S., ISBN 978-3-7766-2690-2

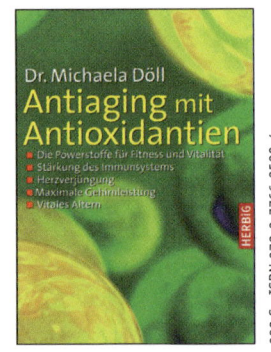

288 S., ISBN 978-3-7766-2500-4

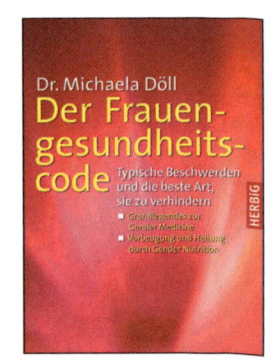

208 S., ISBN 978-3-7766-2620-9

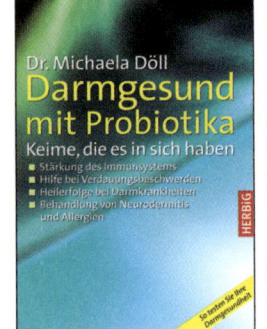

128 S., ISBN 978-3-7766-2338-3

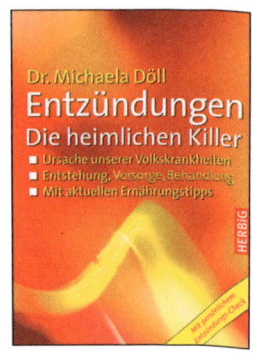

168 S., ISBN 978-3-7766-2543-1

224 S., ISBN 978-3-7766-2436-6